U0351908

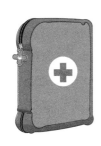

家庭急救
指南

曹健锋 著

科学技术文献出版社
SCIENTIFIC AND TECHNICAL DOCUMENTATION PRESS

·北京·

图书在版编目（CIP）数据

家庭急救指南 / 曹健锋著 . — 北京 : 科学技术文献出版社，2023.7

ISBN 978-7-5235-0197-9

Ⅰ . ①家… Ⅱ . ①曹… Ⅲ . ①急救—指南 Ⅳ . ① R459.7-62

中国国家版本馆 CIP 数据核字 (2023) 第 071397 号

家庭急救指南

责任编辑：王黛君　宋嘉婧　　　　产品经理：韩　烨　马　瑶
责任校对：王瑞瑞　　　　　　　　责任出版：张志平
出 版 者　科学技术文献出版社
地　　址　北京市复兴路15号 邮编 100038
编 务 部　（010）58882938，58882087（传真）
发 行 部　（010）58882868，58882870
邮 购 部　（010）58882873
销 售 部　（010）82069336
官方网址　www.stdp.com.cn
发 行 者　科学技术文献出版社发行　全国各地新华书店经销
印 刷 者　北京世纪恒宇印刷有限公司
版　　次　2023 年 7 月第 1 版　2023 年 7 月第 1 次印刷
开　　本　880×1230　1/32
字　　数　196 千
印　　张　9.25
书　　号　ISBN 978-7-5235-0197-9
定　　价　58.00元

目　录

第一部分　保护好跳动的心脏

第三章　救治重点：人工呼吸和救命神器 AED

第四章　心肌梗死并非无力挽回

第七章　搞懂心血管健康前先明白病症

第二部分　家庭必备的急救常识

第八章　异物卡喉，一定要学会海姆立克急救法

第十一章　特殊情况用对急救方法，"大患"变"小患"

第十二章　常见疾病，急救是关键

第十三章　警惕季节常见疾病，预防治疗最重要

第三部分　治病的根本——合理用药

第十四章　常见药物也要谨慎选择，适量服用

第十五章　用药也有"规矩"

第四部分 常见疾病的治疗与急救方式

第十六章 肥胖不是病，却藏匿着危险

第十七章 高血压已不再是老年疾病

第一部分

保护好跳动的
心脏

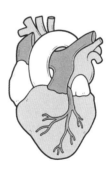

第一章

人体最强壮的肌肉
——心脏

心脏——人体最重要的器官

　　心脏是人体中最重要且勤奋的器官。受精卵发育到第四周左右，心脏就开始了第一次跳动，这样的跳动伴随着人们直到生命尽头。

　　心跳被誉为最美的节奏，它的跳动会伴随我们一生。每天它会跳动约 10 万次，每分钟跳动 60 ～ 100 次。哪怕稍作停顿，都有可能造成非常严重的后果。

　　心脏是人体血液循环系统的力量源泉，它的收缩和舒张推动着血液的流动，完成循环的功能、物质的运输、内环境的稳定、体温的调节等生命体征。

　　心脏主要由两种细胞构成：一种是自律细胞，它构成了遍布整个心脏的电传导通路，也就是我们常说的心脏传导系统；另一种是普通的心肌细胞，它通过自身的收缩和舒张使心脏泵血，起到了动力的作用。

　　窦房结是天然的起搏器，它不受自主神经支配，也就是说我们的意识无法控制它。心跳的时候，窦房结会按照一定的节律发出信号（兴奋），信号通过心房肌传播到整个右心房和左心房，沿心房肌组成的"优势传导通路"会迅速传到房室结，再经过左右束支传导浦肯野纤维网，引起心室肌兴奋，进而通过心室肌传导扩布，完成整个心室的兴奋收缩。

简单来说，心跳的整个过程就是窦房结发出了跳动的信号，即电信号，这个信号通过心脏里的"电路"传遍整个心脏，接收到信号的心脏肌肉开始收缩、舒张，最终完成一次心跳。

所以，窦性心律就是在心电图上正常的心律表现，是来源于窦房结的意思。整个心脏传导活动简称心脏的电活动，做心电图显示的正是信号传导的过程。

随着信号（兴奋）的传导，接收到信号的心肌细胞开始收缩，所以心脏并不是整体一起收缩，而是按照心房收缩、舒张，心室收缩、舒张的顺序在收缩和舒张中不断更替。这样的更替被称为心脏的机械活动。

心脏的跳动，也就是心脏的收缩和舒张，实际上是心脏的电活动和机械活动共同作用的结果。当一些问题导致出现心跳骤停后循环停止，此时，最重要的就是把心脏恢复到正常的跳动，并依靠外力完成部分循环作用。所以，应该以最快的速度找到自动体外除颤仪（AED）并立即开始心肺复苏，这非常重要。

既然心脏对我们如此重要，那应该如何保护心脏呢？很简单，保护心脏就是在日常生活中养成健康的生活习惯，给心脏创造良好的工作环境。可以从以下六个方面入手。

第一，戒烟、戒酒。烟和酒对于心血管的损害是非常明显的，戒烟、戒酒可以使身体更健康。

第二，健康饮食。合理的膳食，以低盐、低脂、低糖为基础，少肉、多蔬果为主，适当地补充鱼类和坚果，这样的饮食有助于保护心脏。

第三，坚持运动。每周进行 5 ～ 7 次有氧运动，每次不少于 30 分钟，这样能预防心脏病的发生，提高心脏的各项功能。

第四，控制体重。肥胖会通过一系列身体因素导致心脏病的发生，因此减重可以有效减轻心脏的负担。

第五，规律作息。按时吃饭，按时睡觉，少熬夜！少熬夜！少熬夜！（重要的事情说三遍！）这一点最重要。

第六，调节压力。现在大家的社会压力都比较大，学习、工作、购房、孩子上学、父母健康等方方面面的因素都会增加心理压力，长期的心理压力会导致身体的疾病，心脏病也是其中一种，所以，要想办法自我调节压力。

做好以上六点，就能较好地保护我们的心脏。身体才是革命的本钱，我们不能掉以轻心。

出现这些症状，可能是心脏问题

日常生活中，如果出现了以下症状，心脏就非常有可能会出现问题。

心脏漏拍感

心脏漏拍感是指心脏频繁"咯噔"一下，有漏拍感。若出现漏拍感或失重感，很有可能是心脏早跳了一拍，医学上称为心脏早搏。心脏的跳动要听从窦房结发出的信号，但也有例外，有时窦房结以外其他的心肌组织不听指挥，擅自伪造信号，就会带动整个心脏提早跳动，让人有心悸的感觉。

其实心脏偶尔跳错拍是正常的，睡眠不足、情绪激动等原因都有可能让心脏的工作出岔子，但一般不会很频繁，一天几次、几十次，基本正常。

如果心脏漏拍发生的频率很高，就需要去医院做心电图或者动态心电图，查看有多少次早搏，分别属于什么类型，是否需要进行医学干预，等等。

这里做个总结，心脏早搏偶尔发生，无须特别担心；但如果频繁发生，建议大家去医院做进一步诊治。调整好生活习惯是非常重要的，我们可以增加一些适度的运动，能让心脏少一些负担，顺利工作，少出岔子。

无缘无故心跳突然加速，又突然正常

在运动、情绪激动、紧张时，心跳加速是正常的。但如果无缘无故突然出现心跳加速，感觉心脏像要跳出胸口，然后又突然恢复正常，就要考虑心律失常的可能了，比如阵发性室上性心动过速。

心律失常是因为心脏的跳动信号传导异常，正常的心脏跳动信号不能有效地控制心脏的跳动，总有一方想夺取心脏跳动的控制权，就会出现乱跳的情况。

任何年龄都有可能出现无缘无故心跳突然加速，又突然正常的情况。如果我们遇到这种情况，并且频繁发生，一定要到医院做心电图检查，或者做 24 小时动态心电图检查，医生会记录心律失常发作时的情况，明确心律失常的类型，确定治疗方案。

如果心律失常的现象比较严重，就有可能需要通过射频消融术治疗，这种治疗原理是把总想着夺取心脏跳动控制权的坏家伙电死，让正常的窦房结完全掌控心脏的跳动。

运动时胸部压迫性疼痛

运动时的胸痛，就像有东西压在胸口上，休息休息就能缓解，出现这种症状，可能是给心脏供血的冠状动脉出现堵塞、变狭窄了，要警惕心绞痛的可能。

平静的时候，心脏对于氧的需求没有那么多，通过狭窄的冠状动脉送过来的血和氧勉强够用，所以不会出现胸部疼痛的症状。而运动时，心脏的工作强度变大，对氧的消耗量增加，需要通过冠状动脉送来更多的血和氧，但是由于冠状动脉狭窄，没有办法充分供血，心脏就会出现缺血和缺氧的情况，进而胸部出现压迫性的疼痛感。

当然，上述症状不一定都这么典型，也不一定都会伴有胸痛。有些与运动相关的心前区憋闷、颈部紧缩感、牙齿酸痛、左肩放射痛、上腹痛等症状，也有可能是冠心病的不典型表现。

生活习惯比较好的年轻人如果出现上述症状，一般来说，心脏出现问题的可能性不大；如果我们本来就是冠心病的高危人群，比如有冠心病病史，长期"三高"、肥胖，有抽烟、大量饮酒、熬夜等不良生活习惯，那么如果在凌晨突发压迫性胸痛，或者频繁出现上述的这些症状，就要高度警惕了，这很有可能是心脏病的前兆。

冠心病高危人群要熟知各种典型和不典型的症状，如果身体不适，要赶紧停下来休息，不要犹豫，快速拨打急救电话。

做体力活动时胸闷气喘

休息的时候没有什么症状，但是做一些常规的体力活动，比如走路稍微快一点、爬两三层楼梯时，就会气喘、心悸或者过度疲劳，对于这类人，要警惕心脏功能不全的可能。

心脏是全身血液循环的动力器官，从肺血管来的富含氧气的动脉血，到达左心房，再到左心室，左心室收缩，就会把血输送到全身各处，保证全身各处组织、器官的氧和营养的供给。

如果左心的功能不全，心肌收缩力度较弱，从肺血管输送来的血就不能顺利到达全身各处，会积聚在肺里，引起肺淤血、肺水肿。

体力活动的时候，身体需要更多的氧，心脏和肺没有办法供给，就会出现胸闷气喘的症状，在病情严重的阶段，一平躺下来就会胸闷气喘，睡觉的时候要垫很高的枕头，甚至只有坐着呼吸才会顺畅（端坐呼吸），这都是左心功能不全所导致的。

还有一种是右心功能不全，从全身循环回来的静脉血到右心房，再到右心室，右心室收缩把血输送到肺里面，进行二氧化碳和氧气的交换。

如果右心功能不全，心肌收缩力度差，血液回流不通畅，就会积聚在全身各处，从而引起全身各处的水肿，常见的症状有双下肢的肿胀、肝淤血等。

老年人心功能不全的常见原因就是冠心病，年轻人也有可能会因为心肌炎出现心功能不全。对于年轻人而言，如果有感冒等诱因，并且出现了刚才说的这些症状，也要充分警惕，及时就诊，千万不要心存侥幸。

第二章

心肺复苏，和时间赛跑

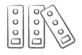

心肺复苏其实就是个“泵”

　　心肺复苏是心跳骤停的重要抢救措施。心跳骤停和晕倒的区别在于意识反应和呼吸两方面，无反应、无呼吸就是心跳骤停，需要立即开始心肺复苏。

　　心脏，是全身血液循环的动力，它的收缩、舒张，再收缩、再舒张为全身的血液循环提供了动力。

　　当心脏停止跳动的时候，没有动力，所有的血就都无法流动，全身所有的器官——心、肝、脾、胃、肾、大脑等都不再被供给血和氧，从而产生缺血、缺氧性损伤，而且因为大脑是一种没有任何氧储备的器官，心脏停止跳动一旦超过4分钟，大脑就会产生不可逆的损伤。

　　对于心脏骤停，心肺复苏是唯一的急救方式，包括胸外按压、人工呼吸和电击除颤。

　　心肺复苏就是通过胸外按压、人工呼吸和电击除颤，给心跳停止的人体提供被动的有氧的血液循环动力，目的是保证在这一状态下全身各个器官的血液供应和氧的供应，同时帮助患者恢复自主心跳，以达到救命的效果。心肺复苏的具体流程在后文会详细阐述。

学会心肺复苏有什么用？

据统计，我国每年发生心脏猝死的人数达 55 万，也就是说，每天有将近 1500 人会发生心跳骤停。90% 的心跳骤停发生在医院以外，能够存活的人数不足 1%。

如果能在发生心跳骤停的一分钟之内开始心肺复苏，90% 以上的心源性猝死患者都有生还的机会，而每浪费一分钟的救治时间，患者的存活概率就会下降 10%，如果超过 4 分钟，就会对大脑产生不可逆的损伤。

但目前的情况是，救护车和医生很难在几分钟内到达现场，所以旁观者的心肺复苏非常重要，或许这个举手之劳就能救人一命。

有人说，我学会了也不敢救呀，万一被讹诈钱怎么办呢？其实，有这样的担心是很正常的，因为之前确实有不少类似的新闻出现过。

但如果换个角度想一想，看一看新闻上事关心肺复苏的视频，心跳骤停的患者附近往往还会有一个甚至多个患者的家人、同事、朋友，患者发病的时候他们都在做什么呢？大多都是着急、手足无措、等待救援，很着急又不知道该做些什么，如果这时旁观者（大部分是附近的医务人员）可以做心肺复苏，家属会很感激的。

虽然新闻报道的都是有人做心肺复苏的正能量新闻，但更多情况是附近没有人会做心肺复苏。而等待的这个过程就是在给患者的生命倒计时。也许在120到达后，就会直接宣布患者的生命结束。

所以，先不要考虑我们在外能不能救人，救人会不会被讹诈，学习心肺复苏的知识，更多的是为了自己周围的人，比如家人、同事、朋友等，提前做一点知识储备，如果真的出现突发状况，不至于手足无措。

当然，还是希望大家都用不到这样的知识，不过多学习至少没有坏处，匆忙之下，我们也可以在120接线员的指导下做一些什么。

同时，我们不仅要自己学会心肺复苏，还要尽可能让身边的同事、家人都学会心肺复苏。因为自己学会后，只能救助他人，而身边的同事、家人都学会心肺复苏，才有可能在自己出现问题的时候对我们展开救治。

心肺复苏成功的关键

判断是否需要心肺复苏

非专业医务人员需要判断这两点，决定是否进行心肺复苏。

第一，反应。发现有人晕倒在地，确保周围环境安全，立即上前查看患者情况，拍打双肩，在双耳呼唤患者"你怎么了"，如果无反应，立即指定周围的一个人拨打120急救电话，再指定另一个人去拿附近的体外自动除颤仪（AED）。

第二，呼吸。判断无反应后，通过查看患者胸廓有没有呼吸的起伏动作判断呼吸状况，判断时间在5～10秒，一般用时7秒，口中数"1001、1002、1003、1004、1005、1006、1007"，数完正好是7秒，如果没有正常呼吸的胸廓起伏动作，说明患者无呼吸。确定无反应、无呼吸后，立即开始心肺复苏。

心肺复苏的黄金 4 分钟

平时大家经常能看到一些患者心跳骤停以后非专业医务人员做心肺复苏的新闻，有一些抢救成功了，有一些没有抢救成功而失去了生命，这是为什么呢？成功的关键之一就是心肺复苏的黄金 4 分钟。

我们要记住，开始心肺复苏的速度越快越好。心跳骤停以后，越早开始抢救，成功率就越高。心脏骤停的后果是以"秒"来计算的：3 秒眼前发黑，5 ～ 10 秒意识丧失突然倒地，3 分钟出现大脑水肿，4 分钟出现脑细胞死亡。抢救的黄金时间只有 4 分钟，越早开始心肺复苏效果越好。

一分钟以内大概有 90% 的概率能够把心脏抢救回来；4 分钟以内开始心肺复苏，大概有 50% 的概率可以抢救回来；超过 4 分钟，大脑会发生不可逆损伤，即使通过心肺复苏急救，心跳救回来了，大脑也有可能无法醒来。

也就是说，如果错过最佳施救时间，即便患者恢复心跳，还是有可能出现神经功能的损伤而变成我们平常说的"植物人"。

为什么这么说？如下图所示：

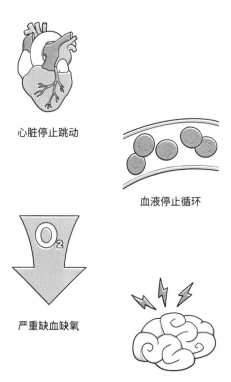

心脏停止跳动

血液停止循环

严重缺血缺氧

大脑受到损伤

　　心脏是全身血液循环的泵，是动力系统，心脏停止跳动，泵不动了，动力没有了，血液循环就会停止，氧就没有办法被供应给我们的身体器官，器官就会发生严重的缺血缺氧的损伤，而大脑因为需氧量高又没有氧储备，所以最容易受到损伤。

所以如果碰到有人心跳骤停、晕倒在地，把握好黄金 4 分钟，才能够使患者得到有效的施救。

高质量心肺复苏的三个要素

家庭高质量心肺复苏主要包括胸外按压、人工呼吸和电击除颤三个方面。

高质量胸外按压需要注意五点：按压位置、按压姿势、按压深度、按压频率、按压回弹。详细内容会在第五节中进行阐述。此外，在人员更换、电击除颤等过程中，尽量减少按压中断的时间是非常重要的。

高质量人工呼吸需要注意：30 次胸外按压后做 2 次人工呼吸，吹气过程中要看到胸廓有起伏。具体口对口人工呼吸方法会在后面介绍。

高质量电击除颤需要注意：如果能拿到除颤仪，要尽快、正确地除颤。具体的电除颤方法后面会详细介绍。

胸外按压更重要

　　身体前面的胸骨、后面的脊椎，加上连接在中间的肋骨组成了一个有弹性的闭环，胸外按压是通过按压胸骨中下段，利用胸廓弹性闭环的下陷和回弹，使得心脏血液流动被动进出，从而产生动力，推动血液流动供给心、脑等全身各组织器官，如下图所示。

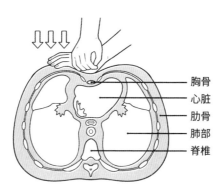

胸骨
心脏
肋骨
肺部
脊椎

　　而人工呼吸，是将氧气送入患者肺内，与按压产生的血液流动形成氧的交换，将氧输送给心、脑等全身各器官。

在医院，医护人员会使用球囊面罩（又称简易呼吸器，见下图）来实施人工呼吸，在重症医学科（ICU）里面，我们还会用呼吸机帮助呼吸。而对于院外心跳骤停患者来说，没有器械可以使用，可以进行口对口人工呼吸。

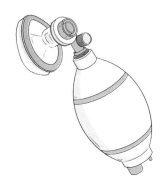

媒体在报道心脏骤停急救新闻时，往往会突出描述施救者使用人工呼吸的细节来彰显正能量，却忽略了更重要的胸外按压。但其实对于大多数院外心脏骤停患者来说，胸外按压比起人工呼吸要更加重要。

大部分的院外心跳骤停是心脏疾病导致，所以若要救人，保证心脏的动力、想方设法让心脏重新跳起来是非常重要的。

胸外按压，就是用外力来起到使心脏跳动并维持全身血液循环的作用，在维持循环的同时有可能让心脏回归到正常的跳动。自动体外除颤仪（AED）可以迅速恢复心脏的正常跳动，抢救效果更好。如果附近有 AED，请立即进行电击除颤。

心跳呼吸骤停后，由于心脏停止搏动，血液不再流动，此时不能把血液和氧气输送到各个组织器官，即使进行了人工呼吸，把氧气送到了肺，也不能到达全身各处，只有血液流动起来，经口对口人工呼吸送入的氧气才有意义。

因此，胸外按压比人工呼吸更为重要。并且在心脏骤停发生的前几分钟，身体内还是有一定氧气储备的，及时的胸外按压也能够使血液中携带的部分氧气到达全身各处，维持身体器官的功能。

对于溺水导致的心脏骤停患者，缺氧是病理生理过程的核心，所以逆转缺氧是抢救的核心内容，需要按照开放气道、人工呼吸、胸外按压、电击除颤的顺序进行抢救。

家庭急救——心肺复苏怎么做？

虽然我希望所有人都用不到心肺复苏的急救知识，但是学习并了解大体过程是必要的。

如果发现家中有人晕倒在床上、地上，首先要判断的是反应。怎么判断呢？可以轻拍他的双肩，在两耳大声呼唤："你怎么了？你怎么了？"如果这时他没有反应，就需要继续判断患者是否有呼吸，具体方法在第三节曾提到。同时还要指定家里的一个人抓紧时间拨打120急救电话。如果知道家附近哪个地方，比如说楼下的超市或者附近地铁站有自动体外除颤仪（AED），并且家里还有其他人，可以让他把AED拿回来使用。

如果只有自己一个人在患者身边，可以在免提状态下拨打急救电话，同时立刻开始心肺复苏。如果不幸手机不在身边，那就先做5轮心肺复苏（每轮是30次胸外按压加2次人工呼吸），然后再去拨打急救电话。

作为专业的医生，如果我发现有人晕倒，需要做心肺复苏，那么我在观察对方呼吸的同时，还会触摸颈动脉判断是否有搏动。但是，最新的《2020年美国心脏协会心肺复苏及心血管急救指南》对非专业医务人员没有提出触摸颈动脉搏动的要求，也就是说，作为非专业医务人员只要观察到无反应、无呼吸，就可以立即开始心肺复苏了，不需要去判断颈动脉搏动。

进行胸外按压的时候，首先，要把患者转移到平坦的地面或者硬板床上。如果是硬板床，只是上面铺了一层褥子，可以直接开始做按压；如果是非常软的床，就需要在患者的身子底下垫一层硬东西，如硬纸板甚至菜板，目的是防止在按压的过程中患者整个人都陷下去，达不到按压的目的。

患者需要保持仰卧位，同时解开他们的衣领、腰带。解开以后，跪坐在患者的任意一侧。双手要伸直，利用上半身的重量去往下压。

《2020年美国心脏协会心肺复苏及心血管急救指南》关于按压位置的建议是胸骨中下端。胸骨就是胸前正中的大骨头，上面和下面都有一个凹陷。胸骨中下端，大概就在胸部中央的位置了。

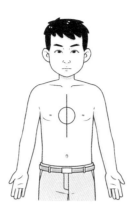

　　伸出一只手，把掌根放在患者的胸骨中下端，另一手平行重叠于此手背上十指交叉。注意手臂要伸直，肘部不可弯曲，肩膀位于手掌的上方。利用上半身的重量垂直用力地往下压，按压的深度为成人 5～6 厘米，儿童 5 厘米，婴儿 4 厘米。

　　至于按压的速度，要达到 100～120 次 / 分钟。有人可能会问，正常的心脏跳动不是 60～100 次 / 分钟吗？为什么按压的速度要达到 100～120 次 / 分钟呢？

　　那是因为正常的心脏跳动，每次的射血量大概在 60～80 毫升。当心脏停止跳动后，通过胸外按压所能够达到的射血量是远远不够的，可能只能达到 30% 左右。所以，为了保证全身器官血和氧的供应，就需要通过加快速度来保证心脏按压、收缩的频率。简单来说就是，质量不够，数量来凑。

按压 30 次，数数：01、02、03、04、05、06、07、08、09、10、11、12、13、14、15、16、17、18、19、20、21、22、23、24、25、26、27、28、29、30。30 次按压结束以后，下一步要做的就是人工呼吸。

要做人工呼吸，首先需要查看患者的嘴里是否有其他东西。如果有呕吐物，或者假牙，要把它取出，将口腔清理干净后再进行人工呼吸。

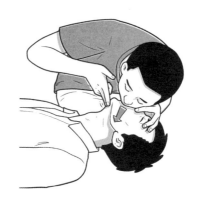

清理干净后，一只手按住患者的额头，另一只手抬起下巴，抬起来的目的，是让整个气道呈一条直线，使之非常通畅，可以把气顺畅地吹进去。

下巴抬起来以后，上面的手要捏住患者鼻孔。用嘴完全包绕住患者的嘴巴，吹气，吹气结束，松开嘴巴、捏住鼻子，依靠胸廓的回弹，气体呼出。再用同样的方法吹第二次，吹气的过程中，要用眼睛的余光看着胸廓。气吹进去以后，如果胸廓有明显的起伏动作，才能说明人工呼吸是有效的。

做完 2 次人工呼吸，继续做 30 次按压，按照胸外按压与人工呼吸 30：2 的比例，循环往复。

标准的心肺复苏过程是非常累的，对体力的要求很高，经常做几轮下来就会汗流浃背。做到什么时候可以停止呢？

1. 患者苏醒或者动了，就说明心肺复苏有效，已经自行心跳。

2. 有人把附近的 AED 拿过来，需要进行电击除颤。

3. 如果有专业的救护人员到场，可以接替继续抢救。

4. 如果自己按压多次以后，实在是太累了，已经没有办法非常标准地去完成按压动作，那么可以由其他人来接手继续做心肺复苏。

以上就是心肺复苏的基本过程，首先推荐在 120 调度员指导下进行心肺复苏，但是如果情况确实非常紧急，大脑一片空白，什么都想不起来，可以直接问 120 的接线员现在这种状态自己应该干什么，120 接线员可能会给你一些指导。

在阅读本文之后，相信你的脑海中会留有一些印象，若遇到紧急情况再结合 120 的指导，一定可以完成这些动作，将患者抢救过来。

儿童心肺复苏与成人心肺复苏的不同

　　婴儿心肺复苏的方法和成人心肺复苏方法的主要区别就是用手指按压，人工呼吸包绕住口鼻，其他基本相同。儿童心肺复苏与成人心肺复苏的不同，主要是原因、手法及除颤方法的不同。

引起心跳呼吸骤停的原因不同

　　成人：以心脑血管等疾病常见，如急性心肌梗死等。

　　儿童：心脑血管等疾病相对较少，儿童出现心跳呼吸骤停大多数是继发情况，如窒息、过敏性休克等。早期打断病情进展过程，可以防止病情恶化，避免发展成心跳呼吸骤停。

心肺复苏的手法有区别

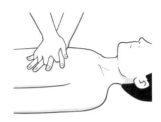

成人

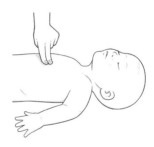

婴儿

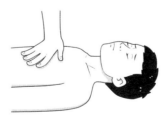

儿童

成人：双手重叠，掌根部按压正中央胸骨中下段。

儿童：婴儿双掌环抱按压或双指按压，儿童可以单掌按压或双掌按压，位置为两乳头连线的中点。8岁以上的儿童心肺复苏与成人差别较小。

除颤方法要注意

成人使用的除颤电极板、能量一般相同，但体重小于10千克的儿童有专用的小除颤板，也需要专门计算除颤能量，按每千克体重2～4焦耳计算电流量后才可以除颤。

脑梗死、心脏有问题的人能做心肺复苏吗？

脑梗死和心脏病这些疾病本身是不需要心肺复苏的，如果疾病比较严重，导致出现了心跳骤停，才需要心肺复苏。心肺复苏是心跳骤停的急救方法，院外心跳骤停最常见的原因是心源性的，急性心肌梗死可能会出现心跳骤停，也有脑源性的，脑梗死。如果出现了无反应、无呼吸，不论脑部疾病还是心脏疾病，都要立即开始心肺复苏。当然，还是希望有心脑血管疾病的患者能做出生活习惯改变，控制好血压、血糖、血脂等危险因素，尽量不要发病。

有心脏支架的患者出现心跳骤停可以胸外按压吗？可以。

若以前心脏放过支架，说明有冠心病，心脏的血管不好，再次发生心肌梗死、出现心脏急症的可能性要比健康的人更高，家属更应该去掌握心肌梗死以后该怎么急救、心肺复苏该怎么做这类急救技巧，以备不时之需。

当然，希望放过支架的冠心病患者能做出生活习惯改变，控制好血压、血糖、血脂，按医嘱服用药物，不让病情出现变化。

学会心肺复苏，让我们有更多选择权

我在工作中曾经遇到过一位 40 多岁的中年男性，因为电击被 120 送到急诊，在急诊室出现了心跳骤停，我们立即开始做心肺复苏和电击除颤。经过积极抢救，患者的心跳恢复后被送到 ICU 进行下一步的治疗。

因为抢救及时，患者的恢复情况良好，第二天查房的时候已经可以坐在床边吃饭了，也能进行基本的言语沟通，只是心肌的损伤指标和大脑的损伤指标还高于正常水平，但是应该已经脱离生命危险了，患者的家属很开心，我们医生也非常开心。

面对心跳骤停，立即开始高质量心肺复苏非常重要，而延迟开始心肺复苏，缺血、缺氧造成的损伤往往是不可逆的。

每个人都希望对自己的生活有选择权，当我们学会了心肺复苏，或者我们知道一些这样的知识，面对突发情况可以选择做或不做，但是当我们需要的时候，如果我们不会，只剩下手足无措，那就后悔莫及了。多学一点总是没错的，多学一点就多了一份选择权。

第三章

救治重点：人工呼吸和救命神器 AED

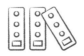

人工呼吸 = 接吻？

首先，人工呼吸和接吻是不一样的。

从感觉上来讲，要做人工呼吸，情况肯定非常紧急，所以不太可能产生接吻时的感觉；从动作上来讲，虽然都是嘴对嘴，但人工呼吸是需要把气吹进去才能起到救人的作用。所以人工呼吸和接吻是不一样的。

假如在进行抢救的时候对方伸舌头了怎么办？在心跳骤停以后，我们全身所有的血液循环都已经停止，这时各个器官都是缺血、缺氧的状态，肌肉也如此，没有任何的力量。平躺在地面后，舌肌没有力量的舌头会往里缩，有可能会挡住我们气道的开口，所以，要压额抬下巴，保证整个气道的通畅。

如果在做人工呼吸的过程中，你发现他的舌头可以伸到外面来，那就说明之前的几轮胸外按压和人工呼吸，可能已经把他的心脏给抢救回来了，他已经恢复了正常的心跳，所以肌肉才能开始动。

这个时候再次去判断他的意识和呼吸，不管意识有没有恢复，如果他已经恢复了正常呼吸的起伏动作，说明他的心跳已经回归到一个正常的节奏上了。

此时，对于伸舌头这件事情，大可不必惊慌，挥挥衣袖，不留下一片云彩，离开这个地方。

心肺复苏一定要做人工呼吸吗？

口对口人工呼吸一直都是心肺复苏的重要组成部分，其地位甚至曾经高于胸外按压。但随着研究的不断进展，口对口人工呼吸的地位也在逐渐下降，在《2020年美国心脏协会心肺复苏及心血管急救指南》中，推荐首先要进行30次胸外按压，再进行2次人工呼吸，接着以30∶2的比例不断地进行心肺复苏，直到被救者恢复心跳，或者有专业的医务人员到场。

同样，该指南中也明确提出了一个建议：没有接受过专业培训的非专业医务人员，可以只进行胸外按压，而不进行人工呼吸，这被称作单纯胸外按压式心肺复苏。

如果施救者没有经过系统的人工呼吸培训，动作想做到非常标准是不容易的。

院外心跳骤停的常见原因是心源性的，这时完成部分心脏功能，让心跳恢复到它原来的跳动状态才是最主要的，而且心跳骤停前几分钟内，我们身体里的氧储备还充足，所以立即开始胸外按压是十分重要的。

胸外按压就是依靠外力对胸廓的按压、放松，起到促使心脏跳动的作用，为血液循环提供一定的动力，有可能使心脏回归到正常跳动状态，如果附近有 AED，立刻使用 AED。如果室颤，需进行电除颤，这是恢复正常心脏跳动最有效的方法之一。

即使先进行人工呼吸，把气吹到肺以后，如果无法循环，那么吹进去的气也没有意义，所以胸外按压极其重要。当然，非常标准的 30 次胸外按压加 2 次人工呼吸是最有效的抢救措施。

但是面对心跳骤停的患者，一个人手忙脚乱，心里存在犹豫，对人工呼吸有非常大的心理障碍，或者不会做人工呼吸时，需舍弃人工呼吸，只要快速有效地进行胸外按压，就有可能挽救一条生命。

人工呼吸是吸气还是吹气？把呼出来的二氧化碳给患者吹进去有用吗？

人工呼吸，必须是吹气而不是吸气。胸外按压结束后，清理呼吸道，压额抬下巴，通畅气道，吸一口气，捏住鼻子，用嘴巴包住嘴巴吹气，然后松开嘴巴和鼻子，第一次人工呼吸完成；再次吸一口气，捏住患者的鼻子，嘴巴包住嘴巴吹气，松开嘴巴，松开鼻子，第二次人工呼吸完成。接着继续进行胸外按压。

通过这一过程可以了解到，在人工呼吸过程中，心跳骤停患者吸气的动力是施救者的吹气力量，呼气的动力是胸廓的弹性力量。

说到这里，可能有人会有疑问，那我们呼吸完，吹出来的气不是二氧化碳吗？这不是废气吗？吹进去有什么用呢？

其实并非如此，我们所生存的环境中，空气中的氧气含量是21%，而经过人体吸入后氧气并非都被消耗殆尽，呼出的气体仍然会有 16% ～ 18% 的含氧量。对于心跳骤停的患者来说，这些氧足以满足心肺复苏的需求，因此人工呼吸时吹出的气体并不是废气。

为什么说 AED 是救命神器？

　　我国每年有 54.4 万人发生心脏骤停，也就是说每天有将近 1500 人发生心脏骤停，而发生心脏骤停的这些人中，有 80% 的人最开始的表现就是室颤。室颤就是心脏毫无规律地快速颤动，无法起到正常的射血作用。

　　AED 就是自动体外除颤仪，它通过电击，使室颤的心脏回归到正常的跳动频率，以发挥正常作用。AED 的操作非常简单，根据语音提示一步一步操作即可完成，而且它会自动分析是不是室颤心律，是否需要电除颤。

　　现在一些公共场所，包括高铁站、地铁站或者大型的商场里，已经开始配置 AED。作为医生，我希望 AED 的配置能越来越到位，越来越多的人能够得到及时的救治，这才是真正的救命"神器"。

　　那么，AED 该如何使用呢？

　　发现有人倒地后，先确认周围环境的安全。在判断对方无意识、无呼吸后，指定一个人去取附近的 AED，再指定一人去拨打 120 急救电话。

　　与此同时，施救人先对被施救人进行胸外按压 30 次，然后清理呼吸道，进行 2 次人工呼吸，吹气结束后，继续进行胸外按压，以 30∶2 的比例进行抢救。这个时候如果 AED 已经拿来，需进行电击除颤。

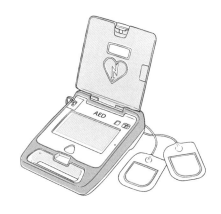

　　自动体外除颤仪（如上图所示），顾名思义，它的整个操作都是自动进行的，只需要把盖子打开，就会自动开机。开机以后，它会语音提示告诉我们具体的操作方法。

　　具体操作方法为：先解开患者胸部衣服，按照语音的提示粘贴电极。至于每个电极贴在什么位置，上面都有明确的标识，按照标识粘贴在身体相应的部位即可。注意电极贴贴于皮肤上面，并非衣服。

粘贴完成后，机器会分析患者是否为室颤心率，是否需进行电击除颤。在机器分析的过程中，不要触碰患者，以免影响心率的分析结果。

如果是室颤心率，机器会语音提示要进行电击除颤。按一下电击的按钮，机器就会放电，在放电的过程中，再次提醒大家不要触碰患者。

放电结束后，按照机器的语音提示，继续进行胸外按压和人工呼吸。如果需要再次进行心率的分析和电击除颤，机器还会发出语音提示，按照语音提示操作即可。

怎么判断按压的速度是不是合适呢？胸外按压会有一个节点提示，当你听到"噔噔噔"的声音时，根据节奏去按，就是标准速度。

心跳骤停的初期，有很大一部分患者都是室颤心率，胸外按压能够有效保证在这一状态下的血液循环，而自动体外除颤仪可以快速地通过电击的方法，使室颤的心脏回归到正常跳动状态。心肺复苏和自动体外除颤仪是心跳骤停抢救最有力的手段和方法。

第四章

心肌梗死并非无力挽回

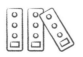

急性心肌梗死究竟怎么回事儿?

急性心肌梗死是心脏肌肉供血的血管冠状动脉堵塞，血液无法流通，心肌细胞缺血缺氧，进而出现心肌细胞的坏死，可以理解成心肌细胞"没水旱死了"。心脏就是肌肉组成的一个球形的泵，给全身的血液循环提供动力，当心脏的肌肉缺血坏死、不动，心脏则无动力。

冠状动脉堵塞一般是因为冠状动脉本身的病变，动脉粥样硬化、斑块形成，在病变的基础上有诱因，比如过度劳累、过度用力、情绪激动等情况，引起斑块破裂，血小板聚集止血、血栓形成，堵塞血管。

导致心肌梗死的高危因素就是高血压、高血糖、高血脂、肥胖、吸烟、酗酒等，出现高危因素的人，如果出现急性心肌梗死的典型征兆或者症状，一定要注意及时去医院。平时则注意控制这类危险因素，把疾病扼杀在摇篮中。

及时发现心肌梗死的症状征兆

心肌梗死最主要的典型症状，就是心脏肌肉缺血导致的胸痛长时间不能缓解，胸骨后压榨性的疼痛或者剑突下疼痛。非典型症状还有胃痛、牙痛、肩膀痛、后背痛、上肢痛。如果心肌梗死非常严重，还可能出现休克、血压下降、皮肤湿冷、大汗、心率过快、呼吸困难等症状，更严重的就是心律失常，甚至室颤、猝死。

发病症状典型的患者，需要去医院做心电图、心肌酶检查，明确诊断心肌梗死原因，根据具体情况决定治疗方案，比如支架或者药物治疗。最令人担心的就是非典型症状，如肚子痛、肩膀痛，这类情况最容易判断失误。

所以，对于这些非典型心肌梗死症状，需要了解一点——及时检查。如肚子疼去医院做心电图，千万不要嫌麻烦。还有发病突然，而且进展非常严重的，可能很多人都听过"某某很年轻，说不行就不行了"这类话。其实80%的猝死都是心源性猝死，其中最主要的原因就是心肌梗死，所以了解一点心肌梗死、心肺复苏的知识是非常重要的。

有人会问，心肌梗死会不会有前期症状？据研究统计，有一半的急性心肌梗死患者会有前期症状，一般是在发病前1～2天。这些前期症状可能是心绞痛的频繁发作，而且持续时间比以前长；可能是和活动有关的胸部不适，比如胸痛、胸部压迫感；也可能是与运动相关的颈部紧缩感、牙齿酸痛、左肩放射痛、上腹痛等。

这类不典型的疼痛症状一般会从胸部开始蔓延，常有气短、喘息、恶心、呕吐，并伴有胸部不舒服的感觉。还有的人有难以形容的不舒服之感，难以表达出来的就是觉得难受、疲劳、虚弱、焦虑，等等。

老年人往往对这些症状会更为敏感，年轻人出现这些症状，尤其是不太典型的症状，可能不会当回事，只是觉得工作累、没休息好，但一旦发病就非常危险。如果经常熬夜，有"三高"、肥胖、抽烟酗酒等不良生活习惯，出现这些症状更要高度警惕。

还有一部分人是没有任何症状的，这也很危险。日常生活中，还是要注意规律作息，合理膳食，适量运动，定期查体，足够重视，才能保护好心脏。

心肌梗死并发症也是致命关键？

心肌梗死最严重的并发症就是心脏破裂、心律失常。

第一，心脏破裂。心肌梗死以后，心肌缺血、缺氧、坏死，而心脏肌肉还是要收缩、舒张，通过不断的跳动给全身供血，如果坏死的心肌很严重，就可能会导致心脏破裂。心脏破裂非常危险，抢救成功率很低。

第二，心律失常。正常的心脏会按照一定的节律和频率跳动。心肌梗死后，心脏电活动的传导系统受损，心脏会出现不正常跳动，跳得快、跳得慢或者忽快忽慢，如果是恶性心律失常，比如室颤，就有可能会失去生命。

第三，室壁瘤。心肌梗死后，发生坏死的心肌组织收缩、舒张功能会受到影响，比如心肌变薄。心脏其他的肌肉还在正常收缩、舒张，一段时间过后，这块坏死的部分就向外凸，如同轮胎上鼓出了包，这就叫室壁瘤。室壁瘤会造成患者的心功能不全，如果严重可能还需要做外科手术。

第四，血栓。心脏是一个收缩、舒张的球形器官。心肌梗死后，心肌坏死的那块组织无法正常收缩，而流到此处的血液会停下或者慢下来，容易在此处形成血栓。血栓堵塞不同的位置会出现不同的病症，在脑部就是脑梗死，在腿部，腿就会缺血。

第五，心衰、休克。简单理解就是心脏肌肉功能受损，没有力气做较多的活，严重得连基本血压都难以保证，这就是心源性休克。轻一点的情况，心脏功能无法保证身体使用，只要做比较大的动作就会喘气困难。

第六，心肌梗死后综合征。这是人体对坏死心肌的过敏反应，伴有发热、胸痛、炎症（胸膜炎、心包炎）等症状。

以上就是心肌梗死后可能出现的问题，越早治疗心肌梗死，心肌损伤的程度就越轻，对心脏的影响越小，产生并发症的可能性就越小。所以患者需要尽快赶往有救治能力的医院接受治疗，如果治疗及时有效，可能还不会影响以后的正常生活。

心肌梗死的预防很重要

预防心肌梗死分两种：一级预防和二级预防。

一级预防是没有得过心肌梗死的人，预防心肌梗死。主要根据自身基础疾病情况，控制血压、血糖、血脂、尿酸，改变不良的饮食、生活习惯，以及减轻精神压力等。如果有高危因素，经医生判断可能还需服用阿司匹林。这就是一级预防，如果做得好，即使有危险因素，也可以预防心肌梗死的发生。

二级预防就是得过心肌梗死的人，经过治疗出院后预防心肌梗死的复发。心肌梗死患者出院后要按时吃药，控制血压、血糖、血脂，合理膳食，戒烟限酒，有合理适当的运动，保持平和的心态，在家做些适当的康复活动。一般来说，运动项目的选择取决于心脏功能，患者最好选择步行、骑自行车等有氧运动，需要在出院前征询医生意见。同时，患者还要定期复查随诊，其目的是防止再次发生心肌梗死。

这两种情况，基本的预防措施其实差不多，不同的是，二级预防肯定需要使用药物。

第五章

心肌梗死别慌，
急救法有迹可循

预防心肌梗死的六个因素

心肌梗死在我国的发病率越来越高，其发生的高危因素主要有以下六个。

高血压：高血压是公认的、独立的、最重要的诱发心脑血管疾病的元凶之一，特别是无症状或血压控制不稳的高血压患者，更应该警惕。据研究显示，高血压患者发生心脑血管疾病的概率是正常人的4～7倍。无论是收缩压（高压）还是舒张压（低压）升高，对于心脑血管疾病的危险性都是直线上升的。长期的血压升高不仅对心脑损害明显，还对肾脏、眼底都有明显的危害。

糖尿病：糖尿病患者最常见和最危险的并发症就是心脑血管疾病。据研究显示，糖尿病患者发生心脑血管疾病的概率不仅较正常人高2～5倍，且发病早、病变范围广。随着生活水平的提高，糖尿病的发病率逐步增加，对于中老年人群，定期体检可以及早发现问题。早期的轻度血糖升高是可以通过饮食控制与减重、锻炼加以调节的，但生活习惯改善后血糖仍高于正常，则需进行正规的药物治疗。

高脂血症：高脂血症是指血脂水平过高，总胆固醇≥ 6.2 mmol/L，或低密度脂蛋白≥ 4.1 mmol/L，高密度脂蛋白≤ 1.0 mmol/L。血脂水平的升高会增加血液的黏滞性，并导致动脉粥样硬化。与动脉硬化相关性最大的就是低密度脂蛋白胆固醇（LDL–C），也就是我们所谓的"坏胆固醇"，它的水平升高会加速动脉硬化，从而导致心脑血管疾病。甘油三酯也就是我们说的"油"，它的水平升高会增加血液的黏滞性，过高的甘油三酯还可能会导致高脂血症胰腺炎的发生。

吸烟：吸烟是动脉粥样硬化的又一个独立危险因素。吸烟不仅仅影响肺，对血管的伤害也非常大。吸烟时会吸入尼古丁、一氧化碳、烟碱等有害物质。尼古丁可以刺激神经，使血管收缩、血压升高。一氧化碳与血红蛋白结合引起机体缺氧，导致动脉壁缺氧、水肿、血流障碍。血管的内皮受损，为胆固醇在血管壁上沉积创造条件，还促进血管的细胞吞食低密度脂蛋白胆固醇，进一步加速动脉粥样硬化的发生。此外，吸烟还会造成血糖升高、血脂代谢紊乱、血甘油三酯升高、高密度脂蛋白胆固醇降低，也会提升动脉发生粥样硬化的概率。

一级亲属心脑血管疾病的家族史：研究显示，心脑血管疾病有较肯定的家族聚集性，有冠心病家族史的人群，其冠心病死亡率为一般人群的 2 ～ 3 倍；有脑血管病家族史的人群，其发病率也显著高于一般人群。心脑血管疾病的发生可能与遗传基因、共同的生活习惯等因素有关。

肥胖体重指数 ≥ 28 kg/m²：肥胖的人本身就容易患有高血压、高脂血症、糖尿病，还有研究表明，人体体重超过标准体重 30% 即为心脑血管疾病的独立危险因素，就是说，即使没有其他疾病，体重超过标准体重 30% 的人群的心脑血管疾病发病率也明显高于正常人。

想要降低得心肌梗死、脑梗死这类缺血性心脑血管疾病的概率，就需要将这些危险因素控制住。

那些错误的心肌梗死自救"常识"

关于突发心肌梗死时该怎么应对，这里存在几个误区。

误区一：深呼吸有可能使血栓移位

冠状动脉是给心脏肌肉供血的血管，动脉血管壁分为三层，外膜、中膜、内膜，内膜直接和血液接触的是血管内皮。如果血管里面有斑块，斑块不稳定，非常容易破裂出血，身体就会启动止血机制，形成血栓，就把血管堵住了。如果这个过程发生在冠状动脉，就是人们常说的心肌梗死，冠状动脉血栓做手术取出来都很困难，所以深呼吸是根本无法使血栓移位的。

误区二：剧烈捶胸可以起到除颤仪的作用

心肌梗死发生后，心肌缺血会影响到心脏电信号的传导，这时最常见的致命性心律失常就是室颤。室颤就是心室不规律的跳动，无法完成射血，大部分心源性猝死就是这种情况。面对室颤，最重要的抢救措施就是立即做心肺复苏和快速的电击除颤，心肺复苏可以保证一部分的供血，电击除颤可以恢复心脏的正常电活动，完成心脏重启。而捶胸并不能起到除颤仪的作用，所以，面对室颤，在心肺复苏的基础上立即寻找自动体外除颤仪，快速进行电击除颤才是关键。

误区三：含服硝酸甘油或救心丸

有硝酸甘油和救心丸这两种药的朋友们，可以看一看说明书，上面写着这两种药只能用于心绞痛的治疗，对于绝大多数心肌梗死来说是无效的。而且，这类扩血管药物都有降低血压的作用，如果在心肌梗死之后已经出现了低血压的情况，急性服用这类药物可能会加重病情。

误区四：心肌梗死可以通过深呼吸、大力咳嗽完成自救

"深呼吸、大力咳嗽，通过正确的动作挤压心脏，促进血液循环，达到心肺复苏的目的。"这是朋友截图发给我的一段内容，在"相亲相爱一家人"的群里面被频繁转发，据说还有一个全英文版本，内容都是一样的。虽然看似很有道理，但其实是完全错误的，下面我们来分析一下。

如果能完成深呼吸和剧烈咳嗽这两个动作，说明意识清醒，因此可以判断并未发生心跳停止，需要注意的是，只有心跳停止，才需要做心肺复苏。而心肌梗死是冠状动脉血管完全闭塞，造成心肌的缺血、缺氧性损伤。

发生心肌梗死以后，任何增加心肌耗氧的动作，都有可能对身体造成伤害。这时如果大力咳嗽，心肌的耗氧量会明显增加，导致心率增快，让本来已经缺血、缺氧的心肌面临更严重的损伤，还有可能诱发恶性的心律失常，甚至造成心跳停止，危及人的生命，所以这个动作对于心肌梗死的患者是有害的。

那么，心肌梗死时该怎么做呢？五件事情要记牢。

第一件事情，放松心情，安静休息。无论是心绞痛、心肌梗死，还是主动脉夹层等疾病，无论发生了多大的事情，一般能做的就是保持冷静，坐着或躺着休息，减少心脏耗氧来减轻心脏的负担。

如果是主动脉夹层病症，休息也可以预防血管进一步撕裂。激动的情绪和多余的动作都可能增加心肌的耗氧量，导致已经缺血的心脏出现心跳骤停。

第二件事情，求救。最理想的状态就是手机正好在身边，如果离房门很近，在打电话的同时把房门打开。房门打开的目的是能让救援者——家人、邻居、120急救人员——尽快进门。

电话打给谁？如果觉得身体还可以承受胸痛的症状，并且能把话说清楚，这样即可拨打120急救电话，将120需要的信息，比如自己的联系方式、家人的联系方式、家庭住址、现在的症状等交代清楚。

如果胸痛非常厉害，到了没有办法把这些信息完整表达清楚的地步，可以打给家人，让他们帮忙拨打120急救电话，也可以让家人联系邻居，或者在单元微信群里发消息，看看是否有邻居可以帮忙。

第三件事情，不要乱用药。硝酸甘油、速效救心丸，都只能用于治疗心绞痛，对于绝大多数心肌梗死来说是无效的。如果有心绞痛的病史，但此时无法区分是心绞痛还是心肌梗死，那么在血压不低的情况下，可以试着舌下含服，但要严格按照说明书剂量含服，不要过量、多次服用。

第四件事情，去最近的医院。至于怎么去医院，建议拨打120急救电话。因为胸痛中心是有绿色通道的，120可以启动绿色通道。现在的城市交通环境，自己去医院未必会比120快，而且120的医务人员可以更好地处理紧急情况，比如心跳骤停等。

第五件事情，准备心肺复苏。如果不幸出现心跳骤停，无反应、无呼吸，请立刻进行心肺复苏，关键时刻也可以救命。

面对突然出现的长时间不能缓解的胸痛，能做到这五点就是非常好的家庭自救。

开车时突发胸痛怎么办？

大家都知道心肌梗死很危险，其最典型的症状就是胸痛、胸闷、呼吸困难，严重时会有大汗淋漓、烦躁不安的症状，甚至出现濒死感。如果这些症状持续超过 15 分钟，就要充分考虑是否是心肌梗死的可能。如果在开车过程中出现这样的症状，我们应该怎么做？

先靠边停车，打开双闪、车门，靠在座椅上。出现头晕、眼前发黑这样血压低的表现，则把座椅放倒躺好，这时候如果车上还有乘客，打电话求援等事情就请其他乘客处理，自己靠在座椅上好好休息。

如果是自己单独开车，出现此类情况时意识较清醒，可以拨打 120 急救电话求救，等候救援。

如果出现自己已经非常难受，打 120 描述不清楚状况，那就将车停靠在路边，打开双闪、车门，按响车喇叭。相信一辆开着车门，打着双闪，停在路边不断鸣笛的车辆，肯定会引起路人甚至交警的注意。

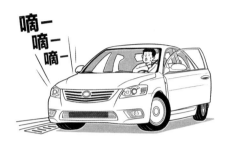

嘀一
嘀一
嘀一

综上所述，自救的核心有两个：一个是呼救，一个是休息！

呼救是为了让其他人知道我们出现了心肌梗死的问题，以帮助我们在最短的时间内到达医院。如果真的是心肌梗死，必须尽快开通血管。时间就是心肌，心肌就是生命。任何活动或者情绪的激动都有可能使心肌的耗氧量增加。

之所以会在剧烈运动后感觉心脏怦怦直跳，是因为整个身体的耗氧量增加，我们的心脏需要去做更多的工作，这样才能保证我们身体循环的正常进行。在心肌梗死以后，任何幅度稍微大一点的动作，都有可能会使心脏的耗氧量明显增加，心肌缺血的损伤进一步加重，从而诱发心律失常，甚至出现心脏停跳的症状。

所以，出现心肌梗死以后，休息也是一件非常重要的事情。不要认为休息是在等待死神降临，其实休息有助于保护我们脆弱的心脏，使我们能够有机会获得最有力的救援。

野外或人烟稀少的户外突发心肌梗死如何做？

如果身边有人突发心肌梗死，应尽早拨打"120"急救电话，这是挽救其生命的关键步骤。如果只有一人陪同，可在等待期间尽可能联系 1～2 位附近的亲属或朋友。

如果患者神志清楚，可让患者保持舒适的体位，坐或者躺都可以，安抚他们焦虑和紧张的情绪。

如果患者出现喘不过来气等心功能不全的症状，要保持端坐体位，以减少回心血量，减轻心脏的负担。

如果患者出现意识丧失、无反应、无呼吸、心跳骤停时，在确认周围环境安全后，应立即将患者转移到平坦处，开始做心肺复苏，并请求他人去附近公共场所查看是否有自动体外除颤仪（AED），并尽快根据情况用 AED 进行除颤。

心肌梗死时正确用药很重要

有人说突发心肌梗死时胸痛可以在舌下含服硝酸甘油，或者阿司匹林，这种做法正确吗？

硝酸甘油有扩张血管的作用，可以扩张没有完全堵塞的冠状动脉，恢复心脏供血，因而可以用于治疗心绞痛。但是当心肌梗死时，冠状动脉完全闭塞，这个药物就没有任何用武之地了。

那么怎么分清什么是心肌梗死，什么是心绞痛呢？一般来说，心绞痛的疼痛程度要轻一点，可以短时间内得到缓解。而心肌梗死的疼痛程度会更重，往往伴有头晕、恶心、呕吐、冒冷汗等症状。如果没有办法确定当时的胸痛是心绞痛还是心肌梗死，可以含服一片硝酸甘油，如果症状不缓解，那心肌梗死的可能性就非常大。

但是有一点要注意，如果同时出现头晕、烦躁不安、面色苍白等休克症状，则说明可能出现心源性休克，这时再含服硝酸甘油，会使已经降低的血压进一步下降，从而加重病情。

所以，如果有条件还是要在含服硝酸甘油前测量血压。另外，含服硝酸甘油一定要坐着或躺着含，防止因为血压的下降而摔倒。

至于阿司匹林，不建议自行在家服用。因为胸痛有很多原因，其中除了心肌梗死以外，还有可能是主动脉夹层之类的疾病。如果是此类情况，使用阿司匹林会适得其反，造成病情加重。

什么时候吃阿司匹林呢？当医生确定是心肌梗死后，会告诉你要不要吃阿司匹林，或者替格瑞洛，并进行相应的治疗。

第六章

人类健康的头号杀手
——脑卒中

了解动脉斑块先明白这些

　　脑卒中是给脑供血的动脉血管出了问题，如果血管堵住了，血液无法正常循环，导致脑细胞缺血坏死就是脑梗死；如果血管爆裂，血出到血管外面就是脑出血。疾病的发生是突然的，但是会有一个长期动脉硬化的形成过程。

　　动脉血管壁分为三层，即外膜、中膜、内膜，内膜直接和血液接触的是血管内皮，高血压、糖尿病、高脂血症、缺乏运动、肥胖、吸烟、酗酒等危险因素会导致动脉血管内皮损伤，低密度脂蛋白胆固醇会通过受损的血管内皮进入血管内膜。身体的免疫系统监测到"坏血脂"正在损伤血管，会派出免疫细胞中的巨噬细胞，巨噬细胞可以理解成身体的"清道夫"，它们会把进入血管内膜的"坏血脂"清理掉，但是低密度脂蛋白胆固醇会进行氧化，借此避开身体的反馈调节，让巨噬细胞不受控制地一直吃，巨噬细胞吞噬的脂质超过自身吞噬能力以后就变成了泡沫细胞，大量的泡沫细胞聚集在血管内膜处，引起炎症反应，身体又派出 T 细胞、平滑肌细胞来参战，吞噬脂质。如果危险因素持续存在，损伤一直在继续，最终变成粥样斑块，成为一个定时炸弹，随时可能因为血管堵塞或者破裂导致脑卒中。

提前预判脑卒中，争取救命时间

脑卒中，也叫"脑中风"，它的特点有"四高"：高发病率、高死亡率、高致残率、高复发率，号称"人类健康的头号杀手"。

脑卒中的死亡率是非常高的，经过积极治疗能够活下来的患者，也会有不同程度的后遗症，比如一侧的手脚不能动、不能说话、不认识人、昏迷等。这个病的症状取决于血管堵塞或者出血的面积与部分，一般来说，通过简单的"120"数字口诀就可以进行初步的判断。

三个数字，1、2、0分别有着不同的意义。1是看一张脸，患者的整张脸有两边不对称，一边口角有歪斜的情况发生；2是抬起两只胳膊，两只胳膊有一边没有力量抬不起来；0就是聆听，问简单的问题，比如，叫什么名字呀？今年多大年龄啦？家住在哪里啊？患者会出现听不懂或者回答不出来的情况。如果突然出现了以上的任意一个症状，那有可能就是脑卒中。如果是脑卒中，就需要立即拨打 120 急救电话，快速把患者送往有救治能力的医院。

现在脑卒中发病的趋势越来越年轻化，一旦发生，会给家庭带来非常大的负担。知道在脑卒中的早期如何识别，知道脑卒中的危险因素，知道怎么去预防它都非常重要。

怎样可以预防脑卒中呢？首先要明白脑卒中发生的几大危险因素，即高血压、糖尿病、高脂血症、心脏病、腹型肥胖、吸烟、酗酒、少运动等。所以如果想降低脑卒中的发病风险，最好的办法就是把这几个危险因素全部控制住。

如果确实做不到，起码有三件事要努力去做：多运动、控制血压、戒烟戒酒。运动的话，最简单的有氧运动就可以，比如步行、骑自行车、游泳等。运动频率可以每周 5 ～ 7 次，每次 30 分钟以上。

脑卒中有可能是脑出血，也有可能是脑梗死。如果是脑出血，它的发展速度会非常地快；如果是脑梗死，还有治疗的时间窗，越快到达医院，溶栓、取栓等治疗选择的机会就会越多，治疗效果可能会越好。

在家突然发生脑卒中急救要这样

如果在家里突然发生脑卒中——口角歪斜；一侧肢体无力，抬不起来；言语不清，甚至昏迷——该怎么办呢？要立即拨打120急救电话，快速前往有救治能力的医院。在急救车到来之前，可以做这些。

如果发病者神志清醒，让他平躺，头偏向一侧，或者采取侧卧位，在头下垫枕头，避免患者不必要的活动。

如果患者已经昏迷，让他侧卧位，在头下垫枕头，头稍微后仰，保持呼吸道的通畅。无论是脑出血还是脑梗死，都有可能会因为神经功能的障碍和颅内压力的升高，导致患者吞咽功能的受损，出现剧烈呕吐的症状。所以此时尽量不要给患者喂水喂药，要注意观察，防止呕吐物的误吸导致患者窒息。

在整个急救送医的过程中，还要注意观察患者的意识反应和呼吸状况，最坏的情况就是无反应，如果患者无呼吸，出现心脏骤停的症状，要立即进行心肺复苏。

突发脑卒中，时间就是脑细胞，时间就是生命。

脑卒中吃阿司匹林有用吗？

很多人都不了解阿司匹林针对脑卒中管不管用，其实，只要对症就有用。

血管的动脉粥样硬化斑块形成以后，如果斑块脱落或破裂，为了止血，血小板就会聚集，聚集的血小板和其他物质会形成血栓，从而堵死血管，也就容易发生脑卒中这样的危重事件。阿司匹林可以抑制血小板的聚集，所以服用阿司匹林可以预防脑卒中、心肌梗死等疾病的发生。

脑卒中有脑梗死和脑出血两种情况。

对于脑梗死的患者，急诊可能需要溶栓或者取栓的治疗，而阿司匹林是脑梗死在后续治疗的重要组成部分。

但如果患者是脑出血，服用阿司匹林之后有可能会加重出血情况。阿司匹林说明书上有一条适应证是卒中的二级预防，即可以防止脑梗死的再次复发。如果经过专业医生的判断，有吃阿司匹林的适应证，并且没有禁忌证，用药就会有效果。

在昼夜温差大的季节，脑卒中的发病率会升高，那可不可以冬天吃，到天气暖和了再停掉呢？

如果有高危因素，经过医生的判断，确实需要吃阿司匹林，那就需要一直吃，吃吃停停达不到有效的血液浓度，就起不到阿司匹林所要达到的预防效果。所以，至于要不要吃阿司匹林，吃阿司匹林到底有没有好处，一定要听医生的意见。

阿司匹林的其他功效在下文中会讲到。

治疗脑卒中会留下后遗症吗？

首先，脑卒中是可以临床治愈的，之前也有很多康复出院的案例。

脑卒中发病后，急性期内会出现脑细胞水肿、坏死等一系列的情况，病情也会逐步加重。脑卒中的治疗，是尽最大的努力让疾病的进展速度和高度下降，让更多的神经细胞存活下来。待病情不再进展，所有的生命体征稳定，就意味着已完成了康复治疗的第一关。

不过神经系统受到的损害是不可修复的。虽然身体功能可在后期的康复中得到改善或者代偿，但治疗后至少会留疤，也会留有后遗症。

若后遗症少、病情轻、无明显残疾，则生活可完全自理，只是可能会出现肢体麻木、记忆力衰退等症状。如果稍微严重一点，那么对人体重要功能的影响非常大，生活中就需要家人照顾，同时还会出现遗留症状，常见的有无法做出精细动作，视力、听力受影响，肢体活动差，等等。更严重的，则是卧床不能自理，昏迷甚至死亡。

后遗症的严重程度，取决于神经系统受损的程度和后续的康复锻炼。脑出血出血量少、脑梗死堵的是小血管，受影响的脑组织面积小，如果治疗及时，比如在时间窗内将脑梗死患者送往医院，进行溶栓或者取栓，血管开通后，受影响的脑组织小，后遗症就会较轻。这些问题最重要的是积极预防，控制好或避免出现危险因素。一旦发生问题及时去医院就诊，积极治疗，努力康复，越早进行治疗，康复的概率就越大。

脑卒中患者常见的康复锻炼

　　虽然脑卒中患者的康复锻炼方式很多，但只是去公园甩胳膊、走路吗？显然不是。

　　康复的目的是恢复受损功能，这需要根据患者的年龄、功能损害的程度等情况制定康复目标和计划。如果是70多岁的老人患上了脑卒中，那么康复的目标可能就是自理；如果是40岁左右的人患上了脑卒中，那么康复治疗的目标不仅仅是自理，还要争取回到工作岗位。

　　脑卒中的康复治疗大体分成两部分，一部分是运动功能，另一部分是精细性操作。

　　康复治疗医生会制订康复计划，包括如何站立、行走、主动和被动的肢体训练、大关节训练、小关节训练、语言功能训练、精细动作训练，等等。一些接受过正规康复训练的患者，从走路便可以判断出康复程度。

　　康复训练先是进行摆动臀部、大腿的训练。注意，这里说的摆动不是指腿直着画圈行走，因为画圈行走的话，会使关节僵直，关节没有进行运动，恢复起来更为困难。

其实，康复锻炼是在疾病中保存正常脑组织的基础上，重新建立功能的行为。这并非是脑组织重新长好，而更像是重新学习。所以，康复是功能的重塑，并非是脑细胞结构的重塑。这种康复训练在早期一定要有专业的康复医生指导才可以，其他还要靠患者自身不断努力，自我学习，自我锻炼。

当然，这种康复锻炼的前提是患者神志清醒，有认知、学习能力，如果患者一直是昏迷状态，就只能做一些被动锻炼，防止并发症的发生。

因此，康复训练并非我们所想的只是走路、活动肩膀这么简单，还需要专业的指导。只是话虽如此，在发病前，身体健康时去公园甩甩胳膊、走走路，在预防疾病的发生上更为重要。

第七章

搞懂心血管健康前先明白病症

低温天气出门，这样预防心血管疾病

心血管疾病是心脏和血管疾病的总称，包括冠心病、高血压、风湿性心脏病等。

心血管疾病具有"四高"的特点。

第一，发病率高。据统计，我国心血管疾病患者已超过 2.7 亿人，5 个成人中就有 1 人患有心血管疾病。

第二，致残率高。心血管疾病患者中约 75% 有不同程度的劳动能力丧失，40% 属于重残患者。

第三，死亡率高。每年约 350 万人死于心血管疾病。

第四，复发率高。以心肌梗死为例，心肌梗死患者出院后第一年的复发率是 11.3%，第五年的复发率高达 21.5%。

秋冬季节，寒冷的天气会导致小动脉收缩，血压出现升高，各种高血压的并发症（脑卒中、心肌梗死等）也处于高发状态。提醒大家出门之前一定要注意保暖，将厚衣服、帽子等穿戴好。

有研究显示，气温每下降1℃，心血管发病率将会增加2%。寒冷也会导致出现心率加快、交感神经亢进等一系列的生理变化，导致心血管病风险提高。如果日常生活中的昼夜温差大，室内外温差大，温差的变化会导致血压等出现较大的波动，进而诱发心血管疾病。体质差的老年人，抵抗力低下，秋冬季节容易受凉感冒，诱发原有的心血管疾病恶化等。

天气转凉时要注意防寒保暖，及时增减衣物，避免受凉感冒，避免温差过大时血压出现大幅波动。有锻炼习惯的人，更要注意避开气温过低的时段。

在气温骤降时，要注意识别心血管疾病急性发作的危险信号，比如说突发眩晕、耳鸣、肢体麻木、头痛、失眠、胸闷、胸痛、心悸、气短、恶心、出冷汗等，一旦出现类似症状或者原有症状加重，要及时去医院就诊或者拨打"120"急救电话。

保持健康的生活方式。戒烟限酒，低盐、低脂、低糖饮食，多吃蔬菜和水果，做到合理膳食，保持良好的心情，避免情绪波动，不要过度劳累，保证睡眠。

慢性病定期随访以及合理的药物治疗。有高血压、糖尿病、心功能不全等慢性疾病的患者，一定要严格遵照医嘱进行服药治疗，并监测血压和血糖，必要时征询医生意见调整药物剂量。

这串数字可预防心血管疾病

胡大一教授总结了一组可以降低心血管疾病风险的健康密码，希望大家一定要记住。

根据研究显示，心肌梗死与下面几项有关，比如说血脂异常、高血压、腹型肥胖、糖尿病、吸烟、饮酒、缺乏运动、饮食缺少蔬菜水果、压力大等，根据这组健康密码控制各项指标，就可以掌握影响心脏健康的几大关键因素。

"14"是指收缩压要控制在 140 mmHg 以下。收缩压，也就是我们平时说的高压。据研究表明，收缩压过高时，老年人出现心脑血管疾病的概率就会大大提高，因此老年患者收缩压目标值应该小于 140 mmHg，如果有其他慢性疾病，应该根据疾病类型和身体状况，请医生协助制订血压控制目标。

"6"是指空腹血糖要控制在 6 以内，糖化血红蛋白要控制在 6% 以下，糖尿病是诱发包括心血管疾病在内，全身多种并发症的重要因素。积极控制血糖非常重要。

"543"这三个数字指的是总胆固醇的值。正常人要控制在 5 以下，有糖尿病或者有冠心病的患者要控制在 4 以下，如果既有糖尿病又有冠心病，那就要控制在 3 以下。

　　"0"是指吸烟为零。烟草是人类健康的敌人，是一级致癌物，也是心血管疾病的重要致病因素，彻底戒烟应该成为所有人的"座右铭"。

　　"268"是腰围，女性的腰围要控制在二尺六以内，男性的腰围要控制在二尺八以内。因为腰围可以体现出内脏脂肪堆积的情况，腰越粗，腹型肥胖越严重，体内脂肪堆积越严重，对心脏的危害就越大。

　　心肌梗死是一个可怕的疾病，但也是一个可预防的疾病，做好以上几点，就可以降低心血管疾病的风险。

喝醋能软化血管？方法用错会害人

动脉粥样硬化是随着年龄增长而出现的血管疾病，其规律通常是在中老年时期发病、病情加重，且男性多于女性。

正常的血管口径大、管壁光滑柔软且弹性好，输送血液的能力很强。随着年龄增长、吸烟、高血脂、高血糖、肥胖等因素的影响，血管的"保护膜"内皮细胞受到破坏，胆固醇、甘油三酯等成分在血管内壁上越积越多，形成动脉粥样硬化斑块，导致血管越来越窄，柔韧性也随之降低，血管开始硬化。

我们平时所说的软化血管主要指软化动脉硬化斑块，从病理性质上来说，硬化的动脉斑块主要由钙和脂肪组成，我们可以做一个化学小实验，如果将钙浸泡在醋中，的确可以溶解钙，但是在血液中的钙就不一样了。因为人的身体有强大的酸碱调节机制，维持着身体正常的酸碱平衡，以保证身体内环境的稳定，保证细胞的生存。醋虽然是酸性的，但是喝到胃里以后，经过消化、吸收，以及酸碱调节系统的作用，不会让血液变成酸性，也就不会有所谓"软化血管"的作用。

实际上，血管一旦发生硬化，就很难再变回到柔软、有弹性的状态，无论是食物还是药物，都只是阻止或延缓其进一步的发展。想要血管硬化的程度慢下来，做好下面这四点很重要。

戒烟限酒：尼古丁、焦油及酒精等，不但能直接进入血液和血管细胞，伤害血管，而且还会干扰血脂、血液和血糖，间接地危害血管。戒烟限酒可以显著降低心血管疾病的风险。

控制体重，避免肥胖：肥胖是导致血管硬化、心血管疾病风险增加的重要因素之一，减重是保护血管和心脏的方法之一。

平衡饮食，适量运动：合理的饮食和运动，不仅有利于保持健康体重，而且能直接降低血管硬化和心血管疾病的风险。平衡饮食意味着能量适宜，可以选择食用较少的钠、反式脂肪酸、饱和脂肪酸、添加糖等危害血管的成分，较多的钾、不饱和脂肪酸、全谷（粗杂粮）、蔬菜水果等有益血管健康的成分。增加运动量，可以改善"三高"指标，降低血管硬化和心血管疾病的风险。

"四高"人群要积极治疗：高血压、高血脂、高血糖、高尿酸这"四高"，是导致血管硬化和心血管疾病风险增加的最直接、最重要的因素，并且会直接增加心肌梗死、卒中等心脑血管疾病的意外风险。如果有相关的疾病，要遵医嘱使用降压药、调脂药、降糖药等药物，维持生命体征的稳定。

要想保护血管和心脏，就要平衡饮食，增加运动，保持适宜体重和健康的生活方式，该用药时就要遵医嘱服药，这些看似普通的方法才是真正的明智之举。

第二部分

家庭必备的
急救常识

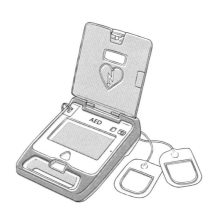

第八章

异物卡喉，一定要学会海姆立克急救法

什么才是异物卡喉气道梗阻？

　　气道和食道是人体与外界相连的两条重要通道，气道属于呼吸系统，连接肺部，是气体进出身体的通道；食道属于消化系统，连接胃部，是食物进入人体的通道。气道和食道共同开口位于喉咽部，气道位于食道前方。

　　正常状态下，说话和呼吸时气道开放；进食吞咽时气道关闭，食物进入食道。如果在进食或饮水时大笑或说话，很容易导致食物卡到咽喉部气道处，或者液体误入气道，也就是我们平时常说的"呛"到。

　　相信很多人都有过饮水时被呛到的经历，剧烈地咳嗽，令人痛苦。如果是被大块固体食物呛到，也就是食物卡到咽喉部的气道处，造成气道梗阻，则称为异物卡喉。如果气道被完全堵塞，气体无法随呼吸动作进出肺部，那么人体会在短时间内缺氧进而造成严重后果。古人云"食不语，寝不言"，就是这个道理。

不同的异物卡喉状况可引发不同程度的气道梗阻，人体表现和进一步的急救措施也不一样。先说轻一点的异物卡喉，也就是气道不完全梗阻，此时的异物只是堵住了气道开口的一部分，气体还能通过异物旁边的缝隙进出肺部，所以表现出的症状是呼吸发出声音、剧烈咳嗽，但因为呼吸不顺畅，会有缺氧的表现，此时身边的人应该立即拨打120急救电话，并且让患者弯腰，鼓励他咳嗽，其目的是通过咳嗽产生的气流把被卡住的异物弹开。如果异物进入气道，应立即去医院寻求帮助，医生可以通过气管镜等方法取出异物。

严重的异物卡喉，会造成气道完全梗阻，这时就需要使用海姆立克急救法，此方法会在下一节"异物卡喉怎么办"中进行详细介绍。

异物卡喉怎么办？

如果在吃东西的过程中，突然出现不能说话、不能呼吸、不能咳嗽（简称"三不能"），表情非常痛苦地用两只手掐住脖子，就要考虑异物卡喉导致气道完全梗阻的可能。

当异物卡喉气道完全梗阻后，被卡喉者无法呼吸，会发生缺氧的问题。人的身体对于缺氧的耐受时间只有短短几分钟，此时需要立即使用海姆立克急救法进行急救。具体的操作方法如下。

施救者站在被救者身后，腿放在被救者的两腿中间，被救者身体微微前倾，找到冲击位置。

记住"剪刀、石头、布"。一只手摸到被救者的肚脐位置，剪刀是指脐上两指的位置，石头，就是一只手握拳，拳心放在剪刀所指的位置或旁边，布，就是用另外一只手覆盖在握拳的那只手上面，同时向后上方用力冲击。通过对于被救者腹部的冲击，使肺内气体压力升高，把异物"冲"出来。

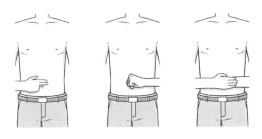

提醒一下，如果是在家里和家人一起演练，一定不要对肚子进行冲击，因为任何经过海姆立克急救的人都需要到医院去进行腹部脏器的检查。

经过几轮冲击，卡住的异物就会被冲击出来，气道梗阻解除，即可恢复正常。若可以正常呼吸、说话，则说明急救成功。成功后建议去医院进行腹部检查，防止出现腹部脏器受到急救时冲击的损伤。

如果在反复冲击后，还是没有将异物冲出，那么缺氧时间久就会导致心跳停止，失去反应，这时可以顺势把他放倒在地，开始下一步的心肺复苏救治。

以上这些操作就是海姆立克急救法，该方法可以用于1岁以上的可站立儿童和成人气道出现完全梗阻时的急救。

婴儿异物卡喉施救方法

　　孩子在吃东西或者玩小玩具的时候，如果突然出现不能说话、咳嗽，呼吸急促，并且手会不自觉地掐住自己的脖子，很痛苦地张着嘴巴的情况，可能是异物卡喉，气道完全梗阻了，就可以按照上一节的内容，采用海姆立克急救法进行急救。

　　海姆立克急救法适合对 1 岁以上可站立的儿童和成人异物卡喉气道梗阻进行急救，那么如果婴儿被异物卡住，造成气道完全梗阻，该怎么进行急救呢？这时需立即使用"拍背按胸法"进行急救。这个方法不能在健康婴儿身上练习，可以先用玩偶进行操作。

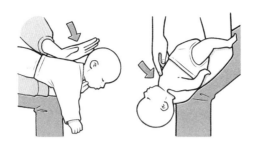

　　首先，用手固定住婴儿（练习时可用玩偶）的头部，用上臂固定婴儿的身体，将婴儿背部向上放在成人的一条腿上，保持头低臀高。利用手掌根部拍击肩胛骨的中间部位5次。拍击结束后，手再次固定婴儿头部，翻转到另一侧进行5次按胸，位置是双乳头连线的中点。

　　按压结束后，手再次固定婴儿头部和身体，翻转过来，进行5次拍击，再次固定，反复操作，直到异物排出或者婴儿失去反应。

　　在施救过程中，如果发现婴儿能发出声音，或者我们看到异物已经排出，就说明施救成功，建议带婴儿到医院查看是否在施救过程中受到了损伤。如果失去反应，说明心跳骤停，这时我们需把婴儿放在硬板上进行心肺复苏。

无反应的气道梗阻患者，可以做人工呼吸吗？

　　上述几节，详细说明了异物卡喉气道梗阻的急救方法：对于异物卡喉气道完全梗阻且有反应的儿童或成人，实施海姆立克急救法进行急救；对于异物卡喉气道完全梗阻且有反应的婴儿，实施背部拍击与胸部冲击的方法施救。那么，如果上述急救方法无效，患者会因为缺氧出现心跳骤停、无反应、无呼吸时，应如何施救呢？

　　这时要马上进行心肺复苏，并请求他人拨打120急救电话，再去拿附近的自动体外除颤仪（AED）。将患者顺势平放在平坦且坚硬的地面或床上，进行心肺复苏。

　　进行心肺复苏时，需要先进行30次胸外按压（具体操作请参照心肺复苏章节）。因为每次胸外按压都是对胸廓的冲击，卡住的异物很可能会被冲击出来，被冲出的异物可能会在口腔或咽喉部，所以，胸外按压30次要在人工呼吸前进行。进行 30 次胸外按压后，再进行 2 次人工呼吸，在进行人工呼吸前，先要观察患者口腔是否有异物，如果看到口腔有被冲击出的异物，清除异物，检查口腔开放气道后进行 2 次人工呼吸，再进行 30 次胸外按压，以 30∶2 的比例循环往复。

那么，如果异物没有被清除，可以进行人工呼吸吗？就算没有发现异物，也要进行人工呼吸，因为发生心跳骤停后，这是唯一的急救方法，只要异物周围出现一丝缝隙，能吹进一点气体就是胜利。

人工呼吸会不会把异物吹向气管的更深处？

如果梗塞物是一个很小、很轻的物体，当它阻塞气道时，往往通过咳嗽就可以把异物清除，因为咳嗽是由气管、支气管黏膜或胸膜受炎症、异物、物理或化学刺激引起的。

具体表现为，先是声门关闭、呼吸肌收缩、肺内气压升高，然后声门张开，肺内空气喷射而出，其压力是非常高的。咳嗽具有清除呼吸道异物和分泌物的保护性作用。如果较小、较轻的梗塞物造成气道完全梗阻，由他人实施海姆立克急救法进行急救时，气道梗阻被解除的概率也会相对较高。

如果异物较大，造成气道完全梗阻，实施海姆立克急救法无法解除梗阻，对于进行腹部冲击也无法解除梗塞的窒息，那么异物可能已经嵌顿到某处，呼吸道（气道）越往下越窄，所以一般不会将异物"吹"向更深处。即使真的能吹向更深处也要吹，因为此时已经没有其他的急救方法。

对于气道完全梗阻的患者，应该立即给予海姆立克急救法进行急救。如果患者无反应，提示心跳骤停，应立即给予心肺复苏，此时不要纠结，只有及时施救才能拯救患者的生命。要记住"先救命，后治病"！

鱼刺卡喉如何处理？

相信大家听说过很多种解决鱼刺卡喉的办法，我们来一一分析。

第一种，喝醋。有人说喝醋能把鱼刺泡软，是真的吗？把一根鱼刺放在醋里面泡很长时间，也许只能泡软一点，但在鱼刺卡喉的实际操作中，喝下去的醋无法一直停留在喉咙里泡着鱼刺，自然也就无法把鱼刺泡软，所以喝醋并没有用。

第二种，吃馒头或者吃别的东西把鱼刺咽下去。仔细想一想，从喉咙到胃，还有很长的一段食道，在胃液消化鱼刺之前，很有可能会刺到甚至刺破食道。

第三种，大口喝水。鱼刺卡喉后，不要不停地饮用开水或者汤，因为咽喉里已经卡了鱼刺，再不停地做吞咽动作，很容易引起鱼刺位移，甚至导致鱼刺卡得更深，对人体造成的危害性更大。

第四种，手指抠挖。鱼刺卡在喉咙里，如果张嘴不能清晰地看到鱼刺，不要盲目使用工具或用手指抠挖喉咙，这样不仅会造成反胃呕吐，也容易让鱼刺卡得更深，导致症状加重。

我曾经接诊过一个被鱼刺刺破食道的患者，在给他拍的增强 CT 上可以看到，鱼刺已经刺穿了食道，离大血管的距离很近，经过胸外科、消化科、ICU、麻醉科、血管外科等科室的会诊，进行了全麻手术，使用胃镜把刺在食道上的鱼刺取了出来，还好没有刺破大血管，否则还要介入放置主动脉支架，或者开胸处理，甚至危及生命。

鱼刺卡喉时，正确的做法是：

被鱼刺卡住后，首先要停止进食，可以在别人的帮助下进行检查，张开嘴查看鱼刺卡住的位置。如果位置不深，用肉眼能够看到，就用筷子或者镊子将其取出。也可以先试着用汤匙或牙刷柄压住舌头的前半部，在亮光下仔细观察自己舌根部、扁桃体及咽后壁，如果能清晰地看到鱼刺，就可用镊子或筷子夹出。如果看不见鱼刺卡住的位置，比如鱼刺扎得比较隐蔽或者位置在下咽部以下，无法判断扎入的深浅程度，这时就应及时就医。

第九章

中毒莫惊慌，送医前处理方式很重要

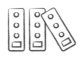

酒精中毒，注意这几点

急性的酒精中毒是由于短时间内摄入大量酒精或含酒精的饮料后出现神经功能紊乱的状态。酒精中毒一般有三个阶段：兴奋期、共济失调期和昏睡期。

兴奋期，顾名思义就是欣快感特别强烈，话多，平时不敢说的不敢做的，酒后都敢；共济失调期，就是语无伦次、步态不稳、行动迟缓、感觉迟钝等；昏睡期，就是昏睡甚至昏迷，呼吸缓慢、有鼾声、大小便失禁等。

对于处于兴奋期和共济失调期的人，先要停止饮酒，休息并注意保暖。躺在床上要采取侧卧位的方式，这样可以防止患者误吸呕吐物造成窒息。这个时候患者如果能够配合催吐会更好，因为这样可以及时将未吸收的酒吐出，若情况严重，患者需及时就医。

昏睡期的酒精中毒患者也要采取侧卧位的方式，以防止患者误吸呕吐物造成窒息，一旦发生问题，应立即拨打120

急救电话将患者送往医院治疗。在这个过程中，注意保暖，并且注意患者的呼吸情况，观察他是否正常呼吸，呼吸是否规律等。

如果非常不幸患者无反应，出现无呼吸、心跳骤停等现象，就要立刻进行心肺复苏。

酒精中毒也非常容易诱发心脑血管疾病、胃肠道出血、外伤等疾病，病情的症状也容易被醉酒所掩盖。所以，喝酒一定要量力而行。

食物中毒怎么办？

食物中毒，一般是指饮食不洁后出现呕吐、腹泻、发热等症状。这些症状可能会在饮食后不久出现，也可能在几天或者更长时间后才出现。如果碰到了，大家该怎么办？

如果食物中毒的症状不严重，进水、进食时也不会加重现有症状，那么需多喝水，保证体内有充足的水分，以免发生脱水现象。同时要尝试吃一些易消化的食物，注意休息。大部分患者不需要进行特殊治疗，症状就会自行好转。

如果症状持续加重，或者一开始症状就特别重——具体表现为腹痛，无法喝水、进食，呕吐物或者排泄物带血——就要及时就诊。

有必要提醒大家，中毒后不要盲目催吐，除非刚吃下去就发现食物有问题，可以赶紧吐出来。如果进食一段时间后食物都被吸收，再催吐也没用。另外，催吐还可能会导致咽喉不适，甚至造成反流性损伤。

同时，也不要盲目使用抗腹泻药物。食物中毒后，病原微生物、毒素排不出来可能比排出来更可怕，盲目止泻可能会导致症状持续更久，或者出现更为严重的后果。

食物中毒重在预防，建议大家平时多注意饮食，并注意个人卫生，以防止食物中毒的发生。

煤气中毒怎么办？

天气寒冷，煤气中毒的患者明显增多。如果真是自己碰到，我们该怎么办？

煤气中毒，即一氧化碳中毒。一氧化碳是含碳物质燃烧不充分产生的，比如木炭、煤、天然气等含碳物质。

如果人体在密闭环境里，接触浓度比较高的一氧化碳，可能会导致中毒。轻者头痛、乏力、头晕、恶心，重者口唇呈樱桃红色，甚至昏迷。

正确的急救方法是，先评估并确保所处环境安全，避免火源，开窗通风，及时关掉产生一氧化碳的设备，并把患者转移到没有一氧化碳的室外安全环境。患者在转移过程中，以及转移到室外后，都要注意保暖，防止寒冷刺激导致病情进一步加重。

转移出患者后，下一步应判断患者的中毒程度。

如果患者中毒程度比较轻，可以自主恢复意识，那么要保持舒适的体位，做好保暖，拨打120急救电话送医院即可。

如果中毒程度较重，患者也已经昏迷，建议保持侧卧位，以防止呕吐造成的误吸、窒息，拨打120急救电话尽快去医院就诊，在整个过程中注意保暖。如果患者无反应、无呼吸，需考虑是否心跳骤停，一旦无心跳立即开始心肺复苏。

如何救治安眠药服用过量者？

安眠药具有抑制中枢神经系统的作用，能诱导睡意、促使睡眠，常在需要镇静、催眠的情况下使用。安眠药都有一定的不良反应，比如乏力、头昏、易忘事等，在服药期间不应驾驶车辆、进行高空作业或其他精细的危险操作。因为酒精会增加安眠药的中枢抑制作用，所以服药期间不能饮酒。

少量服用安眠药可帮助睡眠，如果服用过量，会抑制中枢神经系统，影响呼吸、血压，严重的可能会导致人死亡。所以服用安眠药一定要征得医生同意或者根据说明书剂量服用，不要自行增加剂量。

如果碰到有人服用过量安眠药，应立即呼叫120，尽快前往医院。

那么，在救护车来之前，我们能做点什么呢？

如果患者还很清醒，观察口腔，把没有咽下去的药抠出来，还可以通过催吐，减少药物的吸收。

如果患者已经昏迷，让他保持侧卧位，头稍微上仰，保持呼吸道的通畅，并密切观察对方的呼吸情况。这时应防止呕吐物误吸、窒息，千万不要催吐。

如果患者无反应、无呼吸，提示心跳骤停，应立即开始心肺复苏。

如果能找到残留的药瓶、药物的外包装，一定记得带去医院，交给医生。因为不一样的药物，有可能有不一样的治疗方法。

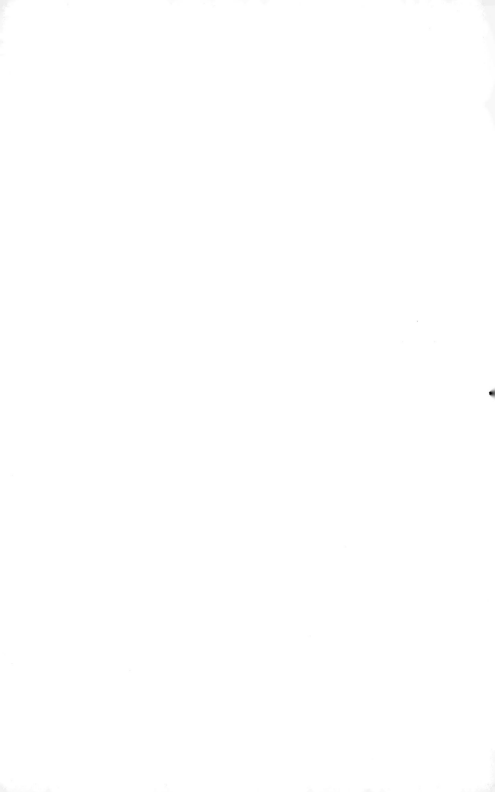

第十章

外伤，一场突如其来的考试

擦破皮出血，处理方式很重要

生活中难免磕磕碰碰，如果皮肤擦伤，该怎么正确处理伤口呢？不同的擦伤，伤口有不同的处理方式。

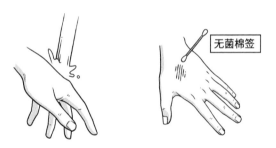

无菌棉签

擦破皮，但是没有出血。这类伤口只需要用流动的清水、生理盐水或者未开封的矿泉水，将伤口上的灰尘或脏东西清洗干净，再用无菌棉签或者纱布蘸干水分即可。

擦破皮肤，有少量渗血。这类伤口需要用流动的清水、生理盐水或者未开封的矿泉水冲洗伤口表面的污染物，然后用无菌的棉签或纱布蘸干伤口表面的水分。如果冲洗后发现有非常难清洗的脏东西，可以进行加压冲洗或者到附近医院进行清创。

冲洗完毕后，可以在伤口表面涂一层薄薄的抗生素软膏，不用进行包扎，也不需要使用创可贴，因为湿润且通风的环境更有利于伤口愈合。

不要使用酒精、碘酒或者碘伏消毒，因为这些消毒液刺激性很强，而且也不会给伤口愈合带来额外的帮助。

擦破皮肤，并且伤口有明显出血。除了需要做到上述的清洁伤口外，最重要的是加压止血，使用无菌纱布包扎伤口，并到医院找医生进行下一步的处理。尤其是如果发现有比较深的伤口，或者伤口出现红肿、疼痛加重，甚至发热等症状，要及时到医院就诊，请医生帮忙处理。

创可贴不是万用贴，切勿随便贴

创可贴几乎每个家庭都用，但是创可贴不是万用贴，不能有伤口就随便贴。创可贴有防水、防菌、防异物的作用，能保护伤口，加速伤口愈合，适用于小伤口。这里说的小伤口是指伤口整齐、出血不多、不需要缝合的浅表伤口。

正确的步骤是先用洁净的水或者生理盐水充分冲洗伤口，冲洗干净以后再用碘伏消毒，然后贴上创可贴。

使用创可贴要注意使用时间不宜过长，通常需要每日都进行更换，更换时要注意观察创面，一旦出现伤口红肿、化脓的情况要及时就医。另外，创可贴也不能缠得太紧，否则可能会影响血液流动。

不过，下面这几种伤口不建议使用创可贴。

动物抓伤、咬伤

对于小猫、小狗抓伤、咬伤的伤口，要及时用皂液充分清洗，然后去医院找医生评估是否需要进一步处理伤口并接种狂犬疫苗。一般来说，根据暴露程度不同，会选择不一样的处理方法：一级暴露，被猫狗等小动物舔舐时皮肤完整，因此不需要特别处理；二级暴露，接触部位有牙痕、抓痕，没有出血，需立即用清水清洗伤口，去医院接种狂犬疫苗；三级暴露，伤口流血或者破皮的伤口被动物舔舐，或者接触了蝙蝠，请立即处理伤口，接种狂犬疫苗，看情况可能还需要注射狂犬免疫球蛋白。

很深的扎伤

如果被生锈的针刺伤，或者铁钉扎伤的深部伤口，也有必要去医院处理，并评估是否需要打破伤风疫苗。破伤风由破伤风梭菌感染引起。破伤风梭菌是厌氧菌，顾名思义，这种菌在缺氧环境下会快速生长，在氧气充足的环境是无法生长的。所以被铁钉等物品扎到而形成的深而窄的伤口，特别容易构成局部相对缺氧的环境，这就给破伤风梭菌的生长和繁殖创造了良好的条件。因此，伤口越深越窄越容易感染。创伤越重、伤口越脏，危险性越大。值得注意的是，受伤后伤口带入的细菌可不只有破伤风一种，如不谨慎处理同样会造成其他细菌在伤口深处繁殖，导致伤口化脓、感染，甚至出现寒战、高热等全身感染的可能。

感染化脓的伤口

当伤口有细菌侵入，就会出现炎症反应。炎症反应是伤口愈合过程中的必经阶段。在这个阶段，人体会调动自身免疫机制，对入侵的病原菌进行杀灭及吞噬，这个过程主要依靠白细胞和巨噬细胞与病原菌作战。在这个过程中，会产生坏死的组织、组织液，并且当大量的白细胞完成使命死亡时，会留下白细胞体，这些加上细菌分解后的产物就构成了脓液。如果脓液较多，且没有得到适当的处理时，伤口就会化脓。伤口有感染、化脓时也不适合使用创可贴，不然可能会造成引流不畅，从而加重伤口感染。

大面积破损和溃烂

如果伤口的面积较大，远超创可贴能够覆盖的面积，就需要去医院进行消毒、清创、缝合和包扎等处理。

以上就是使用创可贴时的注意事项。

手指切伤需因病况救治

轻微的切割伤很常见，很多人都被小刀、玻璃等物品割破过皮肤。较重的切割伤也有，比如手指被金属、机器等切割造成的切割伤。

切割伤的主要问题是皮肤受损、出血、疼痛，严重时甚至会出现肌肉、肌腱损伤，手指、脚趾离断等现象。如果伴有严重出血，还会出现心慌、晕厥、低血压等休克表现。

如果我们真碰到了割伤的情况，该如何处理呢？

如果是比较轻的割伤，应及时压迫止血，在停止出血后消毒，用创可贴包扎即可。

如果割伤比较严重，需立即拨打120急救电话，同时要用纱布或者布料压迫止血。如果是四肢的大血管受伤，出血量又多，建议用止血带或者宽布条束缚肢体的近心端，以达到止血的效果。

如果有手指、脚趾等部位离断，要把离断的肢体用无菌布料包好，再放到干净的密封袋里密封，再将密封袋放到有冰水混合物的塑料袋中，和患者一起送往医院。

注意，离断的肢体不要直接和冰接触，也不要直接泡到液体里面。如果切伤的同时又有骨折的发生，可以用硬的物品，如木板、书本等固定患处，并做简单的包扎，然后尽快送往医院治疗。

除非断肢的污染特别严重，一般不建议自己冲洗，也不要用任何液体浸泡，而是应立即去医院救治。因为越快到达医院，再植的成功率就越高。

平时使用危险物品或从事相应工作时大家都要注意安全，预防意外发生。

木刺扎手的正确处理方式

很多人都被木刺扎过手，疼痛难忍，有时还会有出血、感染的情况发生。如果手指不小心被木刺扎到了，该怎么办呢？

如果木刺不大，需要尽快把木刺取出。如果木刺外露部分比较长，可以用手指或者镊子捏住取出；如果木刺外露部分比较短，没办法夹住取出，可先用消毒过的针挑开，扩大伤口，暴露木刺，再用镊子夹住木刺轻轻向外拔出，或者直接挑出。

如果实在无法取出，或者木刺很长，扎得也很深，就需要去医院处理，用流动的清水对伤口及伤口周边进行清洗，清洗干净并擦干后，再用消毒液对伤口进行消毒。

如果有出血现象，则需要进行包扎。如果木刺刺入较深，即使自己已把木刺取出，也要到医院就诊，一是因为医生需对伤口进行消毒处理；二是需要医生评估是否需要注射破伤风抗毒素或者破伤风免疫球蛋白。

因此，正确取出木刺的方法很重要。

刀刺伤的 4 种处理措施

刀刺伤的情况有很多，包括手指刺伤、腹部刺伤、胸部刺伤等，处理的方法和受伤部位、伤口大小有关。

若伤口小而浅，出血不多，伤口也较干净，可先对伤口及周围皮肤进行消毒，待伤口干燥后，再用无菌纱布或创可贴覆盖包扎伤口，定时对伤口进行消毒、更换敷料即可。

如果伤口较长、出血量较多，先要压迫止血，用无菌纱布或者干净的布覆盖伤口并按压，防止失血过多。同时拨打120 急救电话或赶紧将患者送往医院，请医生评估下一步是否要进行缝合。不建议大家使用脏的、有细菌的物品触碰伤口，或当作按压伤口的敷料，这样会增加感染的风险。另外，还需要注射破伤风抗毒素。

如果伤口大而深，或者进入胸腔、腹腔，同样先压迫止血，同时立即拨打120 急救电话送往医院进行治疗。

如果刀身仍留在体内，千万不要自行将刀拔出。如果已经拔出，也千万不要再插回去，因为这样都会造成比较严重的二次损伤，会导致患者昏迷、大出血、失血性休克等情况的发生。

骨折，先固定再移动

骨折，通俗地讲就是骨头断了，症状表现为受伤部位疼痛、红肿，骨折的地方可能会不能动，严重时可能会出现骨头畸形改变，甚至直接断端。

碰到了骨折该怎么办呢？当然先要拨打 120 急救电话，等待专业人员的救治。在 120 的医务人员到来之前，如果有出血，则先要止血，可以用干净的纱布或者布料包扎、压迫止血。

骨折处理的原则是先固定再移动。处理时可以先用硬质物体，如木板、书等固定受伤肢体，再用绷带、布条进行固定，减少肢体活动。

如果附近实在没有物体可以固定，也可以利用身体进行固定。比如，左腿骨折可以用右腿固定起来，其目的是减少骨折部位的二次损伤。

如果怀疑是脊柱骨折，除非是在有生命危险的危险环境，否则不要随意搬动人体，即使能搬动也要三个人托起来转移。对于四肢骨折的患者，也要尽量减少搬动，防止骨折的部位移动，从而造成周围的血管、神经损伤。同时，不要贸然进行手法复位，这样可能会加重骨折的程度，损伤周围的血管、神经。

要想预防骨折，主要还是要注意安全。老年人需要适当补钙，预防骨质疏松。

脚踝扭伤热敷还是冷敷？

扭伤是指外力造成的韧带拉伸、撕裂，导致受损部位疼痛、肿胀、功能受限。脚踝扭伤是运动中相当常见的损伤，如果不能在第一时间做好处理，就会对运动能力造成比较大的影响。

扭伤后的前三天是非常关键的时期，在此期间要控制渗血、控制炎症，这样可以减轻疼痛，并且防止造成进一步的伤害。

具体该怎么处理呢？记住8个字：休息、冰敷、包扎、抬高。

休息：让扭伤处休息，不要站立、负重或行走。

冰敷：扭伤以后，我们的毛细血管损伤、局部出血、组织液渗出，所以会出现肿胀现象。扭伤后的前48小时要冰敷，用薄毛巾包着冰袋冷敷扭伤处，每2～3小时进行1次冰敷，每次维持15分钟。冰敷可以减少局部血流，减轻局部炎症液体渗出，能非常显著地缓解肿胀和疼痛。

包扎：使用弹性绷带缠绕扭伤处，要稍微用力才有减轻肿胀的效果。若需加压包扎，建议到医院请医生帮忙。

抬高：保持扭伤处抬高到心脏水平以上。如果是脚踝扭伤可以躺着或者把脚搭在桌子上，这样也能减少足部血流，减少肿胀。

在扭伤 48 ～ 72 小时以后，或者扭伤处肿胀不再加重时，可以开始热敷。热敷可以使血管扩张，改善血液循环，促进淤血和渗出液的吸收，起到消肿、促进损伤修复的作用。

如果在扭伤后不能站立，疼痛感非常强烈，肿胀也非常明显，甚至出现关节畸形，都需要立即去医院就诊治疗。

肌肉拉伤，该怎么处理?

　　由于肌肉快速地收缩或过度地拉长，使其强度超出肌肉组织的承受能力，导致肌肉撕裂或断裂就是肌肉拉伤。肌肉拉伤在日常活动或运动健身中比较常见。

　　肌肉拉伤按损伤程度可以分为三级：一级是轻度拉伤，没有明显的肌纤维损伤；二级是中度拉伤，有部分肌肉断裂；三级是严重拉伤，肌肉完全断裂。

　　一般来说，常见的肌肉拉伤位置有大腿后侧腘绳肌、大腿前侧股四头肌、小腿后侧三头肌、小腿侧前方腓骨长短肌、胸大肌、髂腰肌等。

　　肌肉拉伤主要表现为肌肉疼痛，拉伤处皮肤有淤青或肿胀，部位活动明显受到限制，典型的症状有：肌肉酸痛，拉伤部位活动受限，皮肤淤青或者变色、肿胀，肌肉僵硬无力，肌肉痉挛，突然发作的疼痛等。

　　其实肌肉拉伤并不可怕。拉伤发生时，懂得如何进行快速的应急处理，缩短康复时间，必要的时候及时就医即可。受伤以后的处理，和扭伤以后的原则类似，也是8个字：休息、冰敷、包扎、抬高。

休息：当肌肉拉伤发生时，应当立即停止导致肌肉拉伤的活动。肌肉拉伤实质上是肌肉纤维的断裂，如果继续用力将会导致肌肉的撕裂范围扩大，最终将会造成更严重的伤害。疼痛其实是比较明显的信号，剧烈的疼痛会迫使人们不得不停下来，这个时候最好的处理办法就是停下来休息，停止继续活动。

冰敷：冰敷可以缓解肌肉拉伤部位的肿胀，减轻疼痛。冰敷可以减少急性扭伤后的肿胀和皮下出血，以便缩短康复时间。

包扎：包扎拉伤部位有防止拉伤部位受到进一步损伤的作用。需要注意，绷带要从离心最远端肢体开始包扎，绷带包扎的时候不宜过紧，否则会阻碍血液循环。

抬高：将受伤部位抬高到心脏以上有助于消除肿胀。

肌肉拉伤在必要的时候可以服用少量止痛药，如阿司匹林或者布洛芬等非类固醇抗炎药，以缓解疼痛。

一般来说，通过急性期的应急处理，拉伤的肌肉会在几天内恢复，如果剧痛迟迟不见好转就需要到医院就医，因为持续的疼痛可能意味着病情较重或者持续加重。

如果肌肉拉伤同时发生此类情况，需要及时就医：皮肤瘙痒、红肿等，酸痛部位有咬痕，疼痛部位感觉到麻木或血液流通不畅，严重的肌肉无力，呼吸短促，晕眩，高热，颈部僵硬。

肌肉拉伤重要的是预防。运动时，要注意选择良好的场地、气候条件；选择适合自己的运动护具，穿合身的服装；在运动前一定要花些时间，充分进行伸展和热身活动；运动结束后也需要做充分的伸展运动，防止肌肉过度紧张；适当的力量训练可以增强核心肌群，增强肌肉的柔韧性；在运动的过程中要适可而止，制订合理的运动计划，了解自身的局限性。

发生烫伤，记住四字口诀

如果在家中被烫伤，该如何急救呢？记住 4 个字：冲、脱、盖、送。

冲：用凉水冲洗，目的是迅速散热、局部降温，减轻烫伤对皮肤和深部组织的伤害，缓解疼痛。可选择直接用自来水冲。

脱：充分冲洗和浸泡后，在冷水中小心地脱去衣物。如果衣服和皮肤粘在一起，无法脱衣，就剪开衣服，或者不脱；千万不要硬脱，因为如果使劲一拽，就可能连带受伤的皮肤一起撕下，那么后果将不堪设想。如果烫伤的地方有戒指、手表等物品，要赶紧拿掉，防止一段时间后因肢体肿胀无法拿下。

盖：将相对干净的布或者保鲜膜轻轻地盖在伤口上，注意不要包得太紧。这样可以防止在送医的过程中，伤口再次受到感染。

送：赶紧送医院，或者等待 120 的救援。

对于烫伤来说，在家如果能做好这 4 个字，就是非常好的家庭自救了。

以上内容是发生烫伤后的紧急处理措施，紧急处理后，需依据烫伤情况进行进一步处理。烫伤按照严重程度分为三个等级。

一度烫伤：只有皮肤表皮层受伤，局部轻度红肿疼痛、无水疱。这种程度的烫伤，经过正确的处理能较好地恢复，不会留下太明显的疤痕。

二度烫伤：损伤累及皮肤真皮层，局部红肿、疼痛，有大小不等的水疱。如果是较小的水疱，不要轻易戳破。平时要注意不要让水疱部位与硬物摩擦、碰撞，待水疱自行吸收消失即可。如果是较大的水疱，就应该及时就医，不要自己随便戳破，避免造成进一步的感染。对于已经破损的水疱，也应该及时就医处理。

三度烫伤：损伤涉及皮下组织，脂肪、肌肉、骨骼都可能有不同程度的损伤，并呈现灰色或红褐色。三度烫伤最为严重，此时应该及时就医，千万不能耽搁。如果存在伤口感染，需要在医生的指导下外用抗生素。

意外坠落身体多处损伤这样做

坠落伤就是身体从高处掉下来受到的创伤，如脊髓损伤、脑损伤、骨折及内脏破裂等。坠落伤的症状可以表现为身体剧烈疼痛、呼吸困难、面色苍白、肢体瘫痪甚至昏迷等。多发伤是指在同一伤因的打击下，人体同时或者相继有两个或两个以上解剖部位的组织或器官受到了严重的创伤，即使其中之一单独存在创伤也可能危及生命。

如果我们在生活中碰到坠落伤该怎么办？首先要拨打120急救电话，如果情况复杂，可向120接线员描述清楚患者的情况，请求接线员对下一步处理给出指导性意见。

在等待救护车期间，首先对患者进行快速全面的检查，查看有没有骨折、出血等情况，重点要注意患者的意识和呼吸。

其次，要保持患者呼吸道通畅。需要清除患者口腔内的血凝块、分泌物等，然后解开患者的衣领，如果患者脖颈处没有明显的损伤和疼痛，可以将患者的头稍微后仰，偏向一侧。

如果患者有出血状况，要马上进行压迫止血。如果四肢大血管损伤，出血严重，可以用止血带或者宽布条压迫近心端止血。在使用止血带时要做好标记，注明使用时间。

在搬运和转移患者的过程中，尽量保持患者的颈部和躯干稳定，避免屈伸或扭转。可以三个人在患者身体同一侧，用手平抬，不能一人抬肩一人抬腿。如果患者出现无反应、无呼吸，提示心跳骤停，要立即开展心肺复苏。

高处坠落伤往往会合并两处甚至两处以上的损伤，伤情变化快，死亡发生率高，所以大家一定要在工作和生活中做好防护。

冬天滑倒摔伤如此处理最见效

冬天天冷，衣服穿得多，人们手脚活动不便，如果再遇上雨雪天气，摔倒受伤的情况也是比较多见的。尤其是老年人，很容易摔倒后出现骨折、脑外伤等情况。

我们一旦摔倒，在自己神志清醒的情况下，不要贸然爬起来，而是先简单做个自我检查，感受是否有肢体部位特别疼痛，或有反常活动、肢体不能动等问题。如果没有什么不舒服，可以请周围的人帮忙扶起来，就近休息，最好到医院再做一下检查。

如果有地方特别疼，我们就要考虑有骨折的可能。此时千万不要随意移动，并和救援人员说清楚不要随意地搬动自己。请人拨打120急救电话，如果有出血情况发生，先进行压迫止血，再用木板等硬质物品固定好骨折部位，等待救援，或者送往医院治疗。

如果发现别人摔倒以后昏迷、无反应，建议先用5～10

秒时间看看有无胸部的呼吸起伏动作，如果无呼吸，提示心跳骤停，则应立即开始心肺复苏。

如果发现有人摔倒以后昏迷不醒，但是胸部的呼吸起伏动作是正常的，说明无反应有呼吸，判断可能是有比较严重的头部外伤。此时不要随意搬动患者，如果患者嘴里有呕吐物，则帮助其清理干净，并保持患者的呼吸通畅，拨打120急救电话，尽快送患者去医院。

针对摔伤以后的局部肿胀，患者要保证休息、抬高患肢。先冷敷，因为冷敷可以控制出血，促进消肿、减轻疼痛。24小时或48小时过后，再进行热敷，可以起到活血化瘀的作用。

冻伤勿要"以冷制冷"

天冷时，手指、脚趾、鼻尖、两耳等部位容易冻伤。症状轻一些，表现为皮肤红肿、痒、灼痛。严重一些会出现水疱，相应部位剧烈疼痛，皮肤感觉异常。更严重的会伤到皮下组织、肌肉，出现坏死等问题。

冻伤了该怎么办呢？首先要做的是脱离寒冷的环境。冻得比较轻的部位不需要进行特别处理，只要不继续挨冻，过几天症状基本就可以消失。如果冻伤严重，需要赶紧拨打120急救电话。

在脱离寒冷环境后，要尽快恢复身体的温度。可以将冻伤部位浸泡在40℃左右的温水中，或者用40℃左右的温水浸湿毛巾后局部热敷，要注意，温度千万不能太高，时间也不要太长。温水可以缓慢地恢复冻伤部位的温度，如果水温过高可能会进一步加重冻伤，水温过低又不能起到应有的效果。

如果没有温水，可以将冻伤的部位置于自身或救护者温暖的身体部位，比如腋窝、腹部或胸部，也可以起到复温的作用。如果没有办法快速地脱离低温环境，有再次冻伤的风险，就先不要进行复温。避免摩擦冻伤的部位，不要用雪搓、冷水泡。冻伤之后最重要的是复温，雪搓、冷水泡并不能让温度恢复，还可能会造成冻伤部位的进一步损伤。当然，也不要用火烤、高温物品复温，防止冻伤后再出现烫伤。

如果患者已经晕倒、昏迷，那么在脱离危险环境后要立即就医；如果患者无反应、无呼吸，提示心跳骤停，脱离危险环境后应立即开始心肺复苏。

平时还是要多参加体育锻炼，提高身体的抗寒能力。冬季户外运动前，要做好保暖措施，保护好易受冻的部位，戴上手套、口罩、耳罩、帽子等，防止冻伤。

蜇伤后的过敏反应不可轻视

　　蜜蜂性情比较温和，一般不会主动攻击人，只有在受到威胁的时候才会进行殊死一搏。如果被普通的蜜蜂蜇，一般会出现疼痛、红肿、麻木感等症状，大部分人会在几小时内自愈，少数人会有全身中毒的症状。被任何蜂蜇伤后，都有可能会出现过敏反应。而胡蜂（马蜂、黄蜂等的统称）性情凶猛，攻击性和毒性都比蜜蜂强，被胡蜂蜇后，症状会更加严重，蜇伤处会红肿疼痛，还可能会出现头晕、头痛、呕吐、烦躁不安等症状，轻者症状会在数小时或数天内消失，重者会出现全身过敏性反应，甚至危及生命。

　　被蜂蜇后应如何处理？

　　第一步，拔除毒刺。检查被蜇伤处是否有毒刺残留，如有，尽快拔除肉眼可见的毒刺。可通过镊子拔，小针挑等方法去除毒刺。

第二步，清洗伤口。如果被蜜蜂蜇，伤口用碱性溶液进行处理，如苏打水、肥皂水洗敷；如果被胡蜂蜇，伤口用酸性溶液如食醋来洗敷。

还要做到及时就医。蜇伤后要密切观察，一旦有过敏表现，或者出现呼吸困难、头痛、呕吐、心悸、胸闷、四肢无力、手脚冰凉、血尿等严重情况，要立即拨打120急救电话或者前往附近医院就医，在120急救车来之前，如果有条件，可以先服用抗过敏药物，或者应用肾上腺素笔在皮下注射肾上腺素。

第十一章

特殊情况用对急救方法，"大患"变"小患"

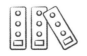

婴幼儿高热惊厥怎么急救？

高热惊厥又称热性惊厥，是婴儿、儿童最常见的惊厥，有明显的年龄依赖性及家族遗传倾向，多见于6月龄至5岁的孩童，通常发生于发热24小时内。

高热惊厥在发病前一般没有征兆，患儿会突然出现双眼上翻、口唇发绀、四肢僵直、全身或局部肢体抖动现象，可伴有意识丧失，一般3～5分钟后自行缓解，测量体温常在38.5℃以上，抽搐的严重程度并不与体温成正比。

高热惊厥确切的发病机制并不明确，主要与患儿脑发育未完全成熟、髓鞘形成不完善、遗传易感性及发热等多方面因素的相互作用有关。引起发热的常见病因包括上呼吸道感染、中耳炎、肺炎、急性胃肠炎等，病毒感染是主要原因。

患儿高热惊厥的正确处理方法如下。

把患儿放在平坦、柔软、安全的床面，远离床边，防止发作过程中被尖锐物品碰伤或者坠床摔伤。

侧卧或平卧头偏向一侧，头稍微后仰，解开患儿的衣领，保持呼吸道通畅。用手绢或纱布及时清除患儿口、鼻中的分泌物。

不要使患儿受到疼痛刺激，不要按压或摇晃患儿，不要强行固定抽搐的肢体，尽量少搬动患儿，减少不必要的刺激。

发作期间，不要强行喂药、喂水，防止误吸、窒息。发作缓解后，若患儿意识清楚，可以口服退烧药物，降低体温。

即使患儿惊厥已经停止，也要到医院进一步查明惊厥的真正原因。

患儿持续抽搐 5 ～ 10 分钟不能缓解，或短时间内反复发作，预示病情较严重，应赶紧拨打 120 急救电话去医院就诊。

就医途中，侧抱患儿或者让其在安全位置侧卧，保持气道通畅，不要将患儿紧抱或者紧紧包裹。

在儿科急诊，能见到不少高热惊厥的患儿，因为咬到舌头而出现大问题的非常少见。通常患儿在抽搐的第一下，没咬到舌头就没咬到，咬到了，舌头也会一下缩回去，抽搐过程中不会反复地去咬。不要为了放筷子、放手指头去硬撬患儿的牙，因为这样可能会撬掉患儿的牙，撬坏牙龈，还有可能阻塞气道。

有没有什么预防措施？

注意及时增减衣服，预防上呼吸道感染。注意合理的饮食搭配，适当运动锻炼，增强孩子身体素质。

常备退烧药，注意孩子的体温，及时服用退烧药物，防止体温过高或者过快升高。

如有高热惊厥的家族史和既往发病史的孩子，更需要多注意。

老人倒地，当心好心办坏事

　　发现老人倒地，很多人的第一反应是将老人扶起。作为一名医生，站在医学的角度上，建议大家不要贸然行动，而是要先判断老人的意识，可以拍拍他的肩膀，呼唤他，看看是否有回应。这时一般会发生以下 6 种情况，针对每种不同的情况，可以采取不同的处理措施。

　　第一种，如果无法叫醒老人，用 5～10 秒的时间看看老人是否有胸部的呼吸起伏动作，如果没有则判断心跳骤停，就立即开始心肺复苏。

　　第二种，如果无法叫醒老人，但是呼吸的胸部起伏动作正常，则表明无意识有呼吸，这可能出现了脑血管意外等情况。建议将老人侧卧位摆放，头稍微上仰。如果老人嘴里有呕吐物，帮他清理干净，保持其呼吸的通畅，同时注意为老人做好保暖，并及时拨打 120 急救电话。

　　第三种，如果老人意识清楚，可以询问老人身体有没有哪些地方疼，手脚还能不能动，如果某个地方特别疼，就要怀疑是骨折或者有出血的情况。下一步是做简单的包扎和固定，并拨打120急救电话，等待专业人员救援。

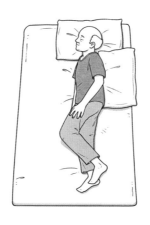

第四种，如果老人意识清楚，身子一侧不能动，就有可能是脑血管意外，处理方法可以参考上一种情况，让老人侧卧，做好保暖。

第五种，如果老人意识清楚，但是两条腿不能动，当心可能是脊柱损伤，建议不要轻易搬动患者，赶紧拨打120急救电话，等待专业人员救援。

第六种，在确认老人意识清楚，身体没有不舒服的情况下，可以将老人扶起，就近休息。同时，最好带老人去医院做检查。

痛经如何有效缓解？

痛经是一种常见症状，轻则头痛、下腹隐痛，重则腹痛难耐、脸色惨白、全身冒汗。痛经紧紧伴随着女性的月经期，给女性带来了不少困扰。

痛经有原发性和继发性两种。

原发性痛经：生殖系统没有器质性病变，它的发生与月经周期有关。月经周期可分为月经期、增生期和分泌期，伴随着不同周期的子宫内膜变化。

随着月经期的到来，脱落的子宫内膜细胞会释放大量的前列腺素，引起子宫平滑肌过强收缩，血管挛缩，造成子宫缺血、缺氧，从而出现痛经。大部分痛经都是原发性的。

继发性痛经：继发性痛经是生殖系统器质性病变而引发的，比如子宫内膜异位症、子宫腺肌症、子宫肌瘤、盆腔炎等。

如果痛经症状较轻，通过放松心情、避免焦躁情绪、注意经期保暖、避免受凉及保证充足睡眠等方法，能在一定程度上缓解此症状。

如果痛经症状比较严重，已经影响到日常工作，可以服用止痛药。对抗痛经的止痛药一般选择非甾体抗炎药。非甾体抗炎药可以抑制环氧化酶活性，进而抑制前列腺素的合成，缓解痛经的效果较好。常用的药物有布洛芬、对乙酰氨基酚和吲哚美辛等。

需要注意的是，止痛药物并不需要每天服用，只在月经期疼痛明显时服用即可，待疼痛好转就要停药。只要正确选择和使用止痛药，并不会出现药物成瘾的现象。

除了止痛药，还可以通过短效口服避孕药、热敷等方法来缓解疼痛。

短效口服避孕药可以抑制排卵，并减少经期前列腺素产生，从而有效治疗痛经。对于被痛经困扰，同时有避孕要求的女性，可谓一举两得。短效避孕药应用已经非常广泛，也非常安全。稍麻烦的是，需要每天一片，连续服用20天以上（具体服药周期参考药物说明书），而且在痛经中吃它是没有用的。

有研究评估了除药物治疗之外，其他缓解痛经方法的有效性，包括瑜伽锻炼、喝牛奶、喝姜水等方法，最后得出结论，热敷是最有效的，其效果甚至可以媲美止痛药的效果。女性的大多数痛经都是原发性痛经，是由于子宫平滑肌剧烈地收缩，压迫子宫内血管，导致血管痉挛，子宫短时间缺血缺氧引起的。局部热敷可以减轻肌肉紧张、放松腹肌、减轻肌肉痉挛引起的疼痛。当然，热敷的同时要警惕低温烫伤的风险。

宫外孕不是普通的怀孕

宫外孕，又叫异位妊娠。顾名思义，就是受精卵没有在子宫里面生长，而是出于某些原因在子宫腔内膜以外的地方着床、发育，最常见的异位妊娠发生在输卵管。

为什么会发生宫外孕？正常情况下精子和卵子在输卵管中结合成受精卵，受精卵再从输卵管落到子宫内着床、发育。如果出于炎症、发育畸形等原因，受精卵无法到达子宫或者子宫不适合着床，受精卵选择在子宫以外的地方着床就会发生宫外孕。

育龄期女性出现停经、下腹疼痛、阴道流血等症状时要考虑到宫外孕的可能。如果宫外孕导致输卵管破裂，会出现剧烈腹痛，阴道也会大量出血，造成严重后果。

遇到这种情况时，女性自己是没有办法处理的，必须立即赶往医院就诊。一般来说，需要通过血 HCG 测定、超声检查明确诊断，依据情况可能需要药物或者手术治疗。

有过宫外孕史、输卵管炎症、腹腔手术史和人工流产史等情况的育龄期女性，要高度警惕宫外孕的可能。

异位妊娠根据情况的不同，有保守治疗和手术治疗等方式。如确诊输卵管异位妊娠，存在生命体征不稳定、输卵管妊娠破裂的症状，或药物保守治疗失败等手术指征，则需进行手术治疗。一般采用腹腔镜输卵管切除术或腹腔镜输卵管切开取胚术。具体还是需要医生进一步判断。

性生活小心女性黄体破裂

黄体破裂是妇科急症，紧急情况下甚至可能需要手术治疗。

什么是黄体？它的作用是什么？

之所以叫黄体，是因为它在肚子里时是黄色的，是卵泡排卵之后剩下的组织在黄体生成素的作用下形成的。黄体有两种细胞：粒黄体细胞和腺黄体细胞，它们分别可以分泌孕酮和雌激素。

黄体是为怀孕做准备和保驾护航的，雌孕激素的分泌可以有效地维持内膜的增厚趋势，并保持在一个稳定的状态，为受精卵的着床准备好"土壤"。

如果受精卵着床成功，黄体就变身为妊娠黄体，可以促进胚胎发育、胎盘生成，确保宫内状况稳定等。

所以，女性每次排卵都会出现黄体。黄体是在排卵后一周左右发育成熟，也就是距下一次月经前差不多一周形成，个头一般是 1～4 厘米，大一些的可以到 5～6 厘米。黄体本身壁很薄，也比较脆弱，个头儿越大就越容易发生破裂。黄体破裂有两种情况：一种是黄体内部的小血管破裂出血；另一种是黄体个头儿比较大时，外力导致的出血。这里说的外力可能是性生活、外伤等。女性在排卵后 7～8 日，黄体的体积和功能达到高峰的时间段，如果在外界的刺激下，如同房、剧烈运动、撞击等情况后出现剧烈的、持续的腹痛，下腹坠胀感，就要考虑黄体破裂的可能。碰到这种情况不要犹豫，立刻拨打 120 急救电话去医院就诊。到达医院后可能会进行 HCG 和超声检查，明确以后根据情况决定是保守治疗还是手术治疗。

大多数的黄体破裂较轻，只有少量出血，疼痛时间较短。有很大一部分情况是黄体自己破裂，然后自行恢复，甚至有时患者完全不知情。

第十二章

常见疾病，急救是关键

胃痉挛、抽筋怎么办？

如果觉得胃不舒服，突然像"抽筋"一样疼痛难忍，那么可能出现了胃痉挛。胃痉挛的具体表现有胃部突然出现绞痛、灼烧感、刺痛感等，还伴有恶心、呕吐等症状，严重时会出现脸色苍白、冷汗直流等症状，一般会在数分钟或数小时后缓解。

胃痉挛疼痛的特点是急性起病，阵发性加剧，大多数胃痉挛可自愈。胃痉挛往往症状很重，但体征较轻，所以一些患者在医院里疼得大汗淋漓，但在体格检查、抽血化验、辅助检查的时候可能都没有异常。

引起胃痉挛发作的原因有很多，比如急性胃炎、慢性胃炎、胃十二指肠溃疡等疾病。此外，饮食不当、精神压力大等非疾病原因也会引起胃痉挛症状。

那么，胃痉挛发作时怎么办？

第一步，躺下休息、松开皮带、蜷缩身体、轻揉腹部，也可以用热水袋捂住胃部，喝少量温水，达到缓解胃痉挛的目的。

第二步，药物治疗。可以服用解痉药、止痛药、抑酸药等药物，比如山莨菪碱（654-2）、布洛芬、奥美拉唑等。

日常生活中，以下这些习惯可以预防胃痉挛发作。

1. 养成良好的饮食习惯，准时规律。避免食用生冷、辛辣、油腻刺激食物及戒烟限酒，吃饭时要细嚼慢咽。

2. 不要在进食后立刻进行剧烈运动。

3. 避免服用对胃肠道刺激大的药物。如果必须要服药，需要在医生指导下进行。

4. 保持心情愉悦，及时释放精神压力。

5. 进行适当的运动锻炼。

6. 及时治疗急 / 慢性胃炎、胃十二指肠溃疡等相关疾病。

实施了这些缓解及预防措施后，即可缓解胃痉挛带来的疼痛，减少胃痉挛的发作，但是如果经常出现胃痉挛，那就需要及时就医，明确病因，对症治疗。

胸闷、心慌、有濒死感，可能是惊恐发作

你有没有过这样的经历：突然间感到心慌、胸闷、出汗、头晕目眩，觉得自己马上就要死了（濒死感），立马去急诊看病，甚至会拨打 120 急救电话去急诊看病，结果在经过医生的诊疗后，身体并未有任何异常状况。

明明感觉自己身体这么难受，但是医生却告诉你什么病都没有，这是怎么回事？其实这是一种心理症状，叫惊恐发作。

什么是惊恐发作？惊恐发作，又叫急性焦虑发作，是一种急性的心理症状，会有间断发作的强烈恐惧。

在惊恐发作的发作期，人们一般会有这些症状：心跳剧烈加速，出汗，呼吸急促或窒息感，胸部疼痛不适，恶心、胃部不适，头晕目眩，站不稳、想要昏厥，感觉自己"灵魂离体"，失控感，皮肤麻木或刺痛感，浑身发冷或发热，无法

控制地颤抖等。

每个人对惊恐发作的感受都是不同的。有些人感觉自己呼吸急促，有些人感觉自己无法呼吸；有些人浑身发冷，有些人却感觉燥热无比；有些人感觉自己失去了触觉、浑身麻木，有些人感觉自己浑身被针扎过一样疼痛。

惊恐发作也有共同点：一是这种发作一般会在数分钟或数十分钟内缓解；二是惊恐发作时，往往处于比较大的焦虑中。这种焦虑可能是急性应激式的焦虑，比如即将考试；也可能是长期的慢性焦虑，比如长期工作压力巨大。

如何应对惊恐发作？惊恐发作时，可能很难做出什么应对措施来缓解症状，但有一些方法可以试试。

1. 不要压抑惊恐发作时的本能行为，比如捶胸、摇头或者来回走动，因为这些本能行为可能会稍微缓解症状。

2. 可以尝试着放缓呼吸。

3. 要有一个信念，即惊恐发作是心理症状，它终将会过去。

4. 如果惊恐发作反复发生或者影响生活，可以通过心理治疗和药物治疗进行控制。

要命的牙痛如何应对？

俗话说，"牙痛不是病，疼起来要人命"。牙痛一般有哪些原因？

大多数牙痛是因为牙齿疾病，比如龋齿、牙髓炎、牙周炎等。

龋齿俗称虫牙、蛀牙。出现了龋齿，牙齿碰到冷热酸甜的刺激时就会出现一过性疼痛，有食物卡进龋洞时也会出现疼痛。

牙髓炎也就是牙神经发炎。牙髓是牙齿内部的结构，龋齿、牙齿磨损、牙齿外伤等情况都可能会导致牙髓被细菌感染，从而出现疼痛。这种疼痛可能会在热刺激时出现，冷刺激时缓解，有时没有刺激物也会出现一阵阵的剧痛。在牙疼时往往无法辨别具体是哪颗牙痛，而且还有可能出现连带着耳朵、面部一起疼痛的情况。

牙周炎就是牙齿周围的炎症，表现为牙龈红肿疼痛、刷牙时出血、牙齿松动等。

牙痛一般不会出现太危急的情况，所以在家一般不需要进行特别的处理。如果牙痛不止一次出现，建议大家还是要去医院口腔科就诊，明确牙痛的原因，并针对牙痛原因进行对症的处理。

依据口腔科医生检查的结果进一步分析，如果牙痛是龋齿引起的，就需要口腔科医生对龋齿进行处理，也就是我们平时说的补牙。如果是牙髓炎引起的，就可能需要进行根管治疗。如果是牙周炎，则可能需要洗牙或者做牙周手术。

除了以上情况，其他的牙齿疾病，如牙齿外伤、牙周脓肿等也都有可能会造成牙痛，当然也都有对应的治疗方法。还有一些疾病，比如冠心病（或心肌梗死）也可能会有牙痛的表现，这种牙痛会伴有胸闷、胸痛、气短等症状，如果有这种情况，一定要注意休息，并赶紧拨打120急救电话等待救援。

日常生活中还是要注意多刷牙、定期复查、进行牙齿维护，以预防牙痛的发生。

快速缓解痛风的方法

随着生活方式、饮食结构的改变，患痛风的人越来越多，也越来越年轻化。痛风一发作，关节处就疼痛难忍，大多见于大脚趾，再是足背、足跟及脚踝，有时还会出现关节局部肿胀、皮肤红热、压痛明显、不敢活动等情况。

痛风源自高尿酸，当体内嘌呤代谢紊乱或尿酸排泄障碍时，就会导致血尿酸升高，尿酸结晶沉积在关节滑膜，引起滑膜炎症，就会导致痛风的发生。

饮酒、剧烈运动、寒冷刺激等诱因都能诱发急性痛风性关节炎。痛风发作时，可以使用秋水仙碱、非甾体类抗炎药或者糖皮质激素等药物，都会有比较明显的效果。除了药物以外，以下几个办法也可以缓解痛风发作时的疼痛。

1. 局部冷敷。冷敷疼痛关节处 20 ～ 30 分钟，可以减轻局部炎症和疼痛。

2. 多喝水。多喝水能产生更多的尿液，带走更多的尿酸，同时预防尿路结石。最好能保证每天 2 升以上的饮水量。

3.抬高下肢。抬高下肢可以在一定程度上减轻水肿，改善症状。

4.穿宽松的鞋袜。穿宽松的鞋袜，可以减少对关节的压力。

5.控制饮食、禁酒，减少高嘌呤食物的摄入。

痛风的治疗，除了急性期发作的这些处理措施之外，更多地在于尿酸的控制治疗，只有尿酸降低，体内沉积的尿酸结晶才能溶解排出，这就需要改变并长期坚持良好的生活习惯和服用降尿酸药物。

生活中要做到禁烟限酒，减少高嘌呤食物的摄入，减少富含果糖饮料的摄入，大量饮水（每日 2 升以上），防止剧烈运动或突然受凉，控制体重，增加新鲜蔬菜的摄入，规律饮食和作息，适度运动。至于使用何种降尿酸药物，就需要到医院就诊，由面诊医生给出意见。

痛风是一种慢性常见病，不管是发作时的急性期处理，还是降尿酸治疗，以及生活方式的改变，都是一个长期的过程，都离不开自身的努力。

大便出血不容小觑

便血即拉血，属于消化道出血。根据出血量、出血部位的不同，大便的颜色有鲜红色、暗红色、黑色等，食道、胃、小肠、大肠、肛门等部位都有可能出血。一般轻微的出血表现为大便发黑，严重的大量出血可能会导致失血性休克，甚至危及生命。

第一种，鲜血便。多为急性出血，血液流出血管外很短时间就经肛门随粪便排出，或便后直接流出。流出的血液外观类似外伤出血，颜色鲜红或紫红、暗红，时间稍久后可以凝固成血块。常见于以下疾病。

痔疮：各期内外痔和混合痔均可引起大便出血，一般为粪便附有鲜血或便后滴血。外痔一般无大便出血。

肠息肉：肠息肉为无痛性大便出血。排便时出血，排便结束后停止，量多量少不等，一般血液不与粪便相混，或息肉位置高、数量多，也可与粪便相混。

直肠脱垂：久病后可在排便时出血。

肛裂：便血，出血方式为粪便表面一侧附有血迹，不与粪便相混，部分患者便后滴血。

第二种，脓血／黏液血便。即排出的粪便中既有脓（黏）液，也有血液。脓（黏）液血便往往见于直肠或结肠内的肿瘤及炎症。常见于以下疾病。

直肠癌：血色较新鲜或暗红色，粪便中可有黏液，往往血液、黏液、粪便三者相混合。

结肠癌：随病程延长逐渐出现大便出血，多为含有脓液或黏液的血便，血色较暗。

溃疡性结肠炎：黏液便或脓血便，同时伴有左下腹痛或下腹疼痛。

肠道感染性疾病：如细菌性痢疾、阿米巴肠病等。

第三种，黑便。又称为柏油便，大便呈黑色或棕黑色。常见于上消化道出血，如果出血量较少，且出血速度较慢，血液在肠内停留时间较长，排出的粪便即为黑色；若出血量较多，在肠内停留时间较短，则排出的血液呈暗红色；如果出血量特别大，而且很快排出时，血液也可呈鲜红色。

第四种，隐血便。小量（微量）消化道出血不会引起粪便颜色改变，仅在粪便隐血试验时呈阳性，称为隐血便。所有引起消化道出血的疾病都可以发生隐血便，常见于溃疡、炎症及肿瘤。

发生了便血该怎么办?

如果大便发黑，出血比较少，没有特别的感觉，需要赶紧去医院，接受进一步的检查。

如果出血量多，赶紧拨打120急救电话，身体侧卧位休息，保持安静，减少活动。如果上消化道出血，出血量较大，还可能会大量呕血，所以侧着躺下可以避免呕血时血液造成的误吸、窒息。

到医院后医生会做肛门指检、胃肠镜等检查，明确出血的部位、原因，如果出血多有可能会输血。当然，如果是吃了红心火龙果导致的大便发红，不用紧张。

在平时生活中，要注意心态平和、规律作息、按时吃饭，降低消化道溃疡的发生风险。如果有相关疾病，比如肝硬化伴有食管胃底静脉曲张，应避免吃辛辣刺激、粗糙坚硬的食物。

当发现大便性状异常，要及时去医院查明原因，以防病情进一步加重。

他人突发癫痫抽搐怎么急救?

如果对方前一刻还在正常说话，下一秒突然站立不动、两眼发直，随即仰面倒地、四肢抽搐、牙关紧咬，这时该如何急救呢?

一般来说，癫痫发作 3 ～ 5 分钟就会自行缓解，这个时候我们要做的最主要的事情是扶住患者，不要让他摔伤，将他轻轻地放倒在安全地方，头下垫一个枕头或者一件衣服，防止在抽搐的过程中被周围尖锐的物品伤到。在保证他安全抽搐的同时拨打 120 急救电话。

在抽搐的过程中，不要去撬患者的牙齿，不要摇晃患者，也不要按住患者抽动的肢体。很多人会问如果他咬到舌头怎么办。如果第一下的抽搐没有咬到即可，由于咬到舌头也会缩回去，所以在整个抽搐的过程中，患者并不会反复去咬。

等抽搐结束后，我们再判断他的反应和呼吸。如果有反应，保持舒适的体位即刻送往医院，或者等待 120 的救援。

如果没有反应但是有呼吸，则采用侧卧位清理口鼻分泌物，头稍微后仰，保持呼吸道的通畅，等待 120 的救援。如果无反应、无呼吸，提示心跳骤停，需要立即进行心肺复苏。

以上就是正确的抽搐急救处理。

碰到低血糖首先要"吃"

糖是身体的功能物质，过高不好，过低更不行。人在低血糖时，会出现饥饿感、紧张、焦虑、出冷汗、面色苍白、手足震颤等表现。严重时可能会出现意识混乱、行为异常、狂躁不安，甚至昏迷等情况。

比较轻的低血糖往往容易被发现。严重的低血糖，比如直接昏迷在医院外，并不容易被明确诊断出来，重症低血糖可能会出现比较严重的后果。

那么，发生低血糖该怎么办？如果神志清醒，建议扶着患者坐下或卧床休息，防止跌倒导致外伤，吃点糖块、巧克力、饼干等补充糖分。如果低血糖比较严重，以至于神志昏迷，要立即拨打120急救电话，并保持侧卧位，尽快送患者去医院。

到医院扎一下手指，就能判断是否为低血糖。如果是低血糖，可以通过静脉输注葡萄糖来治疗。糖尿病患者在应用降血糖药物的时候一定要注意，不要盲目地调整药物的剂量、频次。

如果经常出现低血糖的情况，要去医院明确原因对症治疗。最好随身带点糖，一旦有类似的感觉出现，及时补充糖分。

抽筋，具体情况具体分析

很多人都有抽筋的体验。

抽筋，也称作肌肉痉挛，是神经肌肉异常兴奋，导致肌肉的过度收缩。抽筋时肌肉会明显紧绷、收缩、疼痛难忍，一般持续数秒或数十秒之后逐渐缓解，有些也可能在痉挛后有持续痛感。

抽筋的原因主要有以下几种。

缺钙：钙离子在调节肌肉收缩的过程中发挥着重要的作用，如果缺钙，会造成肌肉的神经兴奋性增加，促使肌肉收缩，从而导致抽筋，多见于老人和孕妇。

运动：剧烈运动后大量出汗，会导致水分和电解质丢失，所以可能会出现抽筋情况。

夜间抽筋：这种抽筋多见于老人和儿童，主要是因为疲劳或睡眠、休息不足，血液循环不畅，肌肉代谢产物堆积，引起肌肉痉挛。

缺血性抽筋：这种抽筋常见于脉管炎患者和动脉硬化患者，是肌肉缺血的表现，需要引起我们的高度重视，发现就及时就医。

如果发生了抽筋，该如何缓解？简单来说，缓解方法就是向肌肉收缩相反的方向拉伸、按摩和热敷。

如果是脚趾抽筋，那么可以向抽筋的反方向缓慢扳脚趾，并坚持 1～2 分钟。

如果是小腿后方的肌肉抽筋，可坐着或靠墙，双手扳脚掌使脚踝上翘，并伸直膝关节。

如果是小腿前方的肌肉抽筋，要压住腿，热敷或轻轻按摩，放松紧张的肌肉。

当游泳时腿抽筋，要保持镇静，大声呼救，避免呛水。同时身体仰浮，用抽筋腿对侧的手抓住脚趾向身体方向拉，另一只手向下压膝盖，使腿后部伸展。缓解后上岸，继续按摩休息。

如果是冬天寒冷刺激引起的抽筋，要注意防寒保暖，对于抽筋部位进行热敷缓解。若抽筋不能缓解或者反复抽筋，要及时就医进行相应治疗。

触电后的处理很重要

触电后电流通过人体，会造成人体不同程度的损伤，轻者面色苍白、接触部位肌肉收缩、头晕等；重者器官功能受损，影响心脏功能，出现心跳骤停，危及生命。

触电后先记住一点，在切断电源前，千万不要直接接触伤员。触电后首先要迅速脱离电源，最直接的方法就是关闭电源。

如果是家里的低压电，把电源总闸关上即可，简单、安全、有效。如果没办法关闭电源开关，可利用干燥绝缘物品，如木棒、竹竿等挑开电线。

如果是在野外触电，或者是接触了高压电，就只能找专业人员切断电源。还是那句话，在他们切断电源前，不要进入触电现场，否则不仅救不了人，还得再搭上一个。

切断电源后，立即检查患者的情况。如果对方神志清醒，呼吸也正常，立即送往医院；如果神志昏迷，在其两侧耳边呼喊没有反应，但是呼吸正常，那么保持侧卧位，拨打120急救电话，将患者送去医院。

如果手边有消毒、包扎的物品，可以使用消毒后的包扎物品包扎患者触电部位的电灼伤创面；如果有外伤、出血、骨折的情况，还要做压迫止血、固定骨折等处理。

最严重的情况就是患者无反应、无呼吸，提示心跳骤停，这时建议立即开始心肺复苏，同时指定一人拨打120急救电话，指定另一人去找附近的自动体外除颤仪。

触电后还是要尽快去医院，因为我确实见过虽然当时正常，但是几小时以后病情快速恶化的情况。

鼻出血谨记 6 个字

很多人都经历过鼻出血，常见的导致鼻出血的原因有以下几种。

外伤：鼻子比较容易受伤，外伤导致的鼻出血的情况比较常见，鼻腔黏膜较嫩，如抠鼻子就可能会损伤鼻黏膜，引起鼻出血。

炎症及新生物：鼻腔黏膜炎性反应，黏膜血管扩张，黏膜充血及水肿就容易出血，比如感染性鼻炎、过敏性鼻炎、血管运动性鼻炎及鼻窦炎等。

鼻中隔偏曲：鼻中隔血管汇集，鼻中隔偏曲后，会使鼻中隔黏膜变薄，血管壁变薄，这样易引起鼻腔出血。

干燥：鼻腔黏膜干燥，黏膜皲裂很容易出血，这也是出血最为常见的原因。

全身因素：比如有高血压和动脉硬化的人，比较容易流鼻血。另外，凝血功能障碍、肝肾功能障碍，以及内分泌紊乱的人也容易流鼻血。

鼻出血正确的做法是身体前倾、低头，用拇指、食指捏住鼻翼，张口呼吸，稍向后上方用力压迫 5 ～ 10 分钟。如果出血量多，建议同时冷敷前额和鼻根部，这样可以收缩血管，以达到止血的目的。

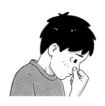

很多人只要鼻出血就抬头或者举手，其实这些方法并不管用。

抬头后，血看起来不外流，实际上全都流到了身体里面。如果鼻血经过食道流到胃里还好，如果流到肺里，轻则呛到，引发剧烈咳嗽，加重出血；重则导致误吸、窒息，危及生命。

再说举手，这种做法并不会引起神经兴奋，导致鼻黏膜收缩，所以无法阻止流鼻血。

总的来说，流鼻血时要做到 6 个字：前倾、低头、捏住。

我们见过一些因高血压鼻出血，晚上做全麻手术的患者；也见过经常鼻出血，检查后就发现鼻腔里面长了东西的患者。因此，如果自己的鼻子反复出血，需要尽快去耳鼻喉外科就诊，检查原因。

异物入眼，处理不当小心影响视力

眼内异物是异物入眼对眼球的一种损伤，会引起眼内异物感、怕光、无法睁眼、红肿疼痛及反射性流泪，还可能影响视力功能。具体表现为轻者视力下降，重者丧失视力。

正确处理异物入眼十分重要，发现眼内异物后及时、正确地处理才能最大程度地保护眼球和视力。

如果儿童异物入眼，先控制小朋友的双手，不要用手揉擦眼睛，以免异物擦伤角膜或嵌入角膜。让他保持冷静，闭上双眼。由于异物入眼时眼睛会放射性大量分泌眼泪，慢慢睁开眼睛眨几下，大多数情况下，大量的泪水会将眼内异物自动"冲洗"出来。

如果沙尘类异物入眼，可以用两个手指捏住上眼皮，轻轻提起，往眼内吹气，刺激眼睛流泪冲出沙尘。也可翻开眼皮，用干净的纱布或手绢轻轻沾出沙尘。

如果泪水不能将异物冲出，建议准备一盆清洁干净的水，轻轻闭上双眼，将面部完全浸入脸盆中，双眼在水中眨几下，就能把眼内异物洗出。也可以把眼睑撑开，用凉开水或生理盐水冲洗眼睛。

如果各种冲洗都不能把异物冲出，则翻开上下眼皮，找到异物后，用棉签蘸凉开水或生理盐水轻轻将异物擦掉。

如果以上方法都不管用，可能是异物陷入了眼组织内部，要立即去医院眼科就诊，请医生帮忙处理。

家庭急救之体位 4 句口诀

分享一个家庭急救小知识：清醒随他，喘息端坐，脉弱平躺，昏迷侧卧。

这是什么意思呢？就是在 120 急救车来之前，我们应该让发病的人保持什么样的体位。

清醒随他：如果这个患者神志是清醒的，可以让患者选择坐着或者躺着。哪一个体位让他身体感觉舒适，就让他保持这一个体位，健康者在旁边看着即可。

喘息端坐：如果发病的人喘息严重，这时要让他保持端坐体位。因为受重力影响，端坐体位时回心血量减少，可以减轻心脏的负担。

像急性左心衰竭这类患者，同样因为端坐体位受重力影响，膈肌、腹腔的压力都向下，心肺可以减少压迫。

脉弱平躺：像心肌梗死这样的患者，有可能会影响血压，出现血压低的情况。这时如果让患者端坐或者站立，有可能会因为供血不足影响到患者的意识。如果站立或者端坐导致患者摔倒摔伤了，就让他平躺，让回心血量增加，尽可能保证包括大脑在内的脏器的供血。

昏迷侧卧：昏迷往往是因为急性脑血管意外、脑梗死、脑出血这样的疾病。这种情况下，随着颅内压的升高，患者有可能发生剧烈呕吐。所以这时，一定要让患者保持侧卧位，这样呕吐时呕吐物就会流出，不会因为呕吐物而窒息，从而导致其他危及生命的情况出现。

第十三章

警惕季节常见疾病，
预防治疗最重要

支气管哮喘发作怎么办？

支气管哮喘可发生在任何年龄阶段，发病原因主要与气道的高反应性有关，对正常人不构成刺激的因素，比如刺激性气味，可能会诱发哮喘的急性发作。

哮喘发作时，表现为呼吸困难，并伴有哮鸣音，患者会因为呼吸困难而被迫坐起，张口呼吸，大汗淋漓。

在遇到支气管哮喘发作的人时，如果是已确诊哮喘的患者，一般来说，他会随身带有治疗哮喘的吸入性急救药物，你需要帮助患者吸入相关药物。

此外，还要协助患者保持坐位或半卧位，保持空气新鲜、流通，避免室内有煤油、烟雾、油漆等。

也要帮助患者改善呼吸。若有条件，可进行吸氧以缓解缺氧，松开患者的衣领、腰带，尽量使他处于安静状态，安慰患者以避免过度紧张加重病情。

病情较重时，需立即拨打 120 急救电话，尽快送患者到医院救治。

相比治疗而言，预防更为重要，哮喘患者平时若能做好预防工作，可以减少哮喘的发作。虽然哮喘患者不发作时可完全像正常人一样工作生活，但也要注意以下预防措施。

注意保暖：在季节交替、气温波动较大的时节，是哮喘的多发季节，要注意保暖，及时增减衣物。

稳定情绪：调节好情绪，对哮喘有一定预防作用。

适当锻炼：在缓解期应当适当参加体育活动，如太极拳、散步、跑步、游泳、呼吸训练等，如能长期坚持，循序渐进，可以增强体质，减少发病。

脱敏治疗：脱敏治疗是一种特异性免疫治疗，适用于过敏性（外源性）哮喘，其原理是用小剂量过敏原多次注射，使人体内产生阻断抗体IgG，同时减少特异性IgG的产生，并巩固肥大细胞或嗜碱细胞膜。

脱离过敏原：找出过敏原避免与之接触，是预防哮喘复发的重要措施。哮喘患者应留意饮食中的过敏原，应避免生冷、辛辣的刺激性食物，同时远离烟草烟雾。

如已知服用某些药物和食物可诱发哮喘，以后就不能再服食。有些过敏原如尘土、尘螨，虽难以避免，但应尽量减少吸入。对花粉过敏者，可将与过敏有关的花木移开，在开花季节，尽量避免接触。

积极治疗相关疾病：高危人群要做好哮喘的预防，因为有哮喘家族史或个人过敏史如婴儿湿疹、荨麻疹、过敏性鼻炎等的患者，支气管哮喘的患病率较一般群体高。对此人群应尽早治疗原发病，尽可能防止哮喘的发生。

学会自我管理：多了解哮喘防治的知识，密切配合医生，进行长期的自我监测，科学使用抗炎药和支气管扩张剂，并根据病情调整治疗哮喘的药物，必要时去急诊室或住院治疗。只有这样，才可能取得完全的控制。

哮喘尚不能完全治愈，但若能科学、合理地治疗，坚持用药，完全可以良好地控制。

晒伤后第一步是关键

酷暑难耐，如果没有防晒措施在太阳底下久晒，可能就会晒伤。晒伤是皮肤暴露于日光，造成的皮肤急性光毒性反应，表现有出现边界清楚的鲜红色斑，皮肤水肿、起水疱，甚至皮肤脱屑。

如果晒伤面积较大，又较为严重，还会出现全身症状，比如发热、头痛、无力、恶心、呕吐等，甚至出现低血压、意识障碍等症状。

如果只是轻微晒伤，或者没有明显的全身症状，要先避开阳光照射，转移到室内或阴凉处休息。然后可以用干净的湿毛巾冷敷。当然一开始不要太凉，可以把湿毛巾放冰箱冷藏片刻，再拿出来冷敷，每天敷 3～4 次，每次半小时左右。也可以在局部涂抹比较温和、无刺激的晒后修复霜。

如果有水疱，避免摩擦、破裂。平时保证饮水，防止脱水。建议穿上相对宽松的棉质衣服，避免摩擦刺激。如果出现加重情况，比如晒伤处红肿严重、剧烈疼痛，或者出现新水疱，就需及时到医院诊治。

如果一开始就有比较严重的全身症状，需要立即拨打120急救电话，等待 120 救援或者快速送往医院。

另外要提醒大家，晒伤后最好不要自己去涂抹所谓的"偏方"。如果皮肤受损程度轻，可能涂了不会有负面影响。但如果皮肤受损比较严重，屏障作用已经消失，再涂抹一些成分不明的东西，则可能会造成严重的创面感染。

在夏天，要尽量避免日光直晒，可以选择戴帽子、穿透气的长袖衣服等方式防晒。

溺水者上岸后怎么急救？

针对溺水者上岸后可能出现的三种情况，有三种不同的急救措施。下面按照由轻至重的顺序进行讲述。

第一种情况，溺水者神志清醒，呼吸正常。 这时建议及时拨打 120 急救电话，并送他到安全的地方休息，同时注意保暖。

第二种情况，溺水者昏迷。 此时要拍打患者双肩，并在两耳边呼喊，如果对方没有反应，但呼吸正常，胸部有正常的呼吸起伏动作，那么建议拨打 120 急救电话，并转移溺水者到安全的地方，让他保持侧卧，并防止呕吐窒息，注意保暖。

第三种情况，溺水者无反应，无呼吸。 拍打双肩、在两耳边呼喊均无反应。如果胸部没有正常的呼吸起伏动作，则表明心跳骤停，要立即实施心肺复苏，同时请求他人拨打 120 急救电话，取来 AED 实施救治。

对溺水者进行心肺复苏时，要先做 2 次人工呼吸，再以 30∶2 的比例进行胸外按压和人工呼吸。如果在胸外按压过程中，溺水者出现呕吐，应立即将其头部翻转至一侧，用手指、吸引器等清除其口中的呕吐物。

再说另外一个问题：要不要将溺水者倒挂控水？答案是千万不要！

人在溺水后，会屏住呼吸，身体反射性地出现喉痉挛。这样相当于堵住了肺的开口，能防止水进入肺内，当然气体也同样无法进入肺部，所以人体就会出现缺氧，时间长了就会心跳骤停。而急救最重要的就是逆转缺氧的状态。

虽然人在溺水后，也会喝一些水，但是大部分水都进入了胃部，肺里的水并不多，而且肺泡的面积摊开后有 50 ～ 100 平方米，和一套三居室差不多，哪怕水进入肺部，水也很快会进入血液循环，所以完全没有必要控水。

有人说看到很多溺水者都是靠控水救治的。事实上，有先后顺序并不一定代表有因果关系。只要没有心跳骤停，无论是否控水都能救过来。

高温天气中暑，急救法要学会

我们的身体通过产热和散热的调节，使体温维持在一个相对恒定的范围内。但是在高温高湿的环境中，身体的散热机制可能会出现问题，导致我们身体的核心温度快速升高，这时人就有可能中暑。

人在中暑后最开始的表现一般为头晕，恶心，皮肤发红、发热，不出汗，接着体温迅速升高，进而出现意识模糊、口齿不清，甚至昏迷。

遇到这种情况应该怎么急救？总原则是快速降低体温，同时立即请周围的人拨打120急救电话，使患者尽快得到专业的医疗救助。

要快速降低患者的体温，首先，要脱离高温环境，把患者转移到相对阴凉的地方；其次，寻找大量的水，把患者的身体泡到水里，或将全身浇湿，也可以用水擦拭全身。如果有冰，可以敷在患者的颈部、大腿根部的大血管处。总之就是想尽一切办法将体温快速降到38℃以下。

如果患者处于昏迷状态，不要给他喂水或者药品，要保持侧卧位，头稍微后仰，确保呼吸道通畅，防止呕吐造成的误吸、窒息。

那么，在高温环境里进行体力劳动或者剧烈运动的时候，要怎么预防中暑呢？我给大家提一些小建议：

在行为活动方面，开始活动前要清淡饮食，保证足够的休息时间和良好的精神状态；活动一段时间后，到凉爽的地方去休息。

在衣着方面，选择轻薄宽松浅色的衣服，并做好防晒措施。

在饮水方面，工作的各个阶段都要注意及时补充水分，多喝水，少量多次地饮用，同时注意补充盐和矿物质。在水的选择上，建议喝不含酒精和糖分的常温水，当然也可以选择淡盐水或者运动饮料。

在夏天，只要做好以上这几点，就能帮助我们有效预防中暑的发生。

"秋冻"并非人人可冻，四类人注意别受冻

俗话说，"春捂秋冻，不生杂病"。"秋冻"是指要加强御寒锻炼，这样有利于增强心肺功能、促进新陈代谢、提高机体适应自然气候变化的抗寒能力，从而有利于预防呼吸道感染疾病的发生。但是，"秋冻"并非人人可冻，以下四类人要注意别受冻。

心脑血管疾病患者。包括高血压、脑梗死、冠心病及心脏功能不全等患者，受寒可诱发血压波动和心脑血管疾病。

慢性肺病患者。寒冷可能会使慢性支气管炎、气管炎、支气管哮喘及慢性阻塞性肺疾病复发或加重。

关节病患者。受寒会出现关节疼痛或疼痛加重的现象。

胃肠疾病患者。寒冷可能会使慢性胃炎、慢性肠炎、消化性溃疡等疾病反复发作。

"秋冻"不能简单理解成遇冷不加衣，凡事都要有度，面对气温的剧烈变化，该保暖还是要保暖的。

腹痛隐藏着疾病

要说哪个症状最让医生头痛，腹痛绝对算得上一个，因为腹痛的原因非常多。

如果是胃炎、胃肠道痉挛导致的腹痛，通常不太严重，可能很快就能得到缓解。而严重的疾病有比如阑尾炎、胆石症、胰腺炎、消化道溃疡、穿孔等，女性还有可能是宫外孕等，都是外科急症，稍有不慎就会要人性命。

先说哪些情况下腹痛不能等，需立即去医院：

一是急性剧烈腹痛或者慢性腹痛突然加重。

二是儿童或老年人腹痛。儿童和老年人腹痛症状的耐受性更强，所以有症状不能轻视。

三是腹痛的同时伴有其他症状。包括面色苍白、心率增快、血压下降等，或者腹痛的症状持续恶化，进展快速。

四是有基础疾病的人，如糖尿病、高血压、动脉粥样硬化等。

如果自己在家，出现腹痛我们能做些什么？先暂时禁水禁食，安抚情绪，分散注意力；如果有慢性胃炎、胃溃疡、胃食管反流病等这些慢性疾病，可以先吃点质子泵抑制剂，即某拉唑等药物。若吃完药症状没有缓解或加重，应及时前往医院就诊。尽量不吃止痛药，防止掩盖病情，除非是比较明确的原因，比如女性痛经。

腹痛的病因实在太过复杂，连医生都不能很快明确。如果症状比较重，不建议自己在家处理，建议腹痛患者前往医院明确诊断。如果有上述说的严重症状，建议拨打120急救电话。

拉肚子如何进食？

几乎每个人都经历过腹泻。如果是轻度腹泻，则不用在意，稍微调整一下饮食可能就会好转。严重的腹泻可能会导致脱水和电解质异常，比如霍乱，甚至可能危及生命。那么在家遇到腹泻的情况该怎么办？

首先调整饮食。拉肚子时该怎么吃饭这一点困扰着很多人，其实主要还是以自己的感受为主。只要自己对食物耐受，吃进去之后不会加重腹泻，那么原来的膳食就可以继续。如果自己确实吃不下东西或者吃了东西就感觉不舒服，那需要注意以下几点。

具体而言，要避免那些平时吃了就可能让自己感觉到不舒服的食物，比如各种添加了重调味料的加工食品、油腻的高脂餐等，当然也不建议吸烟、喝酒。在这期间少食多餐，可以帮助减轻恶心呕吐的症状。

在搭配食物时要遵循"简单熟悉、味道清淡、有咸味、少渣"的原则。另外，进食牛奶或者其他乳制品也有可能加重腹泻、腹胀，所以在特殊时期要尽量避免食用。

如果实在是什么也吃不下，可以喝一些口服补液盐。待自己的状态有所恢复，尽快把饮食调整回原来的轨道。

如果急性腹泻长时间得不到缓解或者慢性腹泻反复发作，一定要及时到医院就诊，必要时要拨打120急救电话。

有人问腹泻时要不要吃药。其实可以服用蒙脱石散等药物，这类药物能够吸附抑制病毒、细菌，修复肠道黏膜，改善腹泻的症状。但是如果症状严重，或者肠道功能受到了影响，出现感染性腹泻，那就需要立即去医院就诊，切勿自行服药。

在有些情况下，无法排便会比正常排便更麻烦。不要为了减少腹泻不吃饭、不喝水，因为腹泻时，频繁地排便，导致身体丢失的水分、电解质非常多，如果再不吃不喝，人体容易出现脱水、电解质紊乱的情况，这就非常危险了。

第三部分

治病的根本
——合理用药

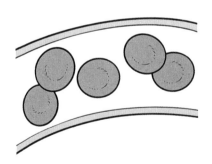

第十四章

常见药物也要谨慎选择，适量服用

为什么小剂量阿司匹林是"神药"？

　　得过缺血性心脑血管疾病的人，像心肌梗死、脑梗死，如果没有阿司匹林的禁忌证，就需终身服用阿司匹林。40～70岁的人，如果已有10年的心脑血管疾病病史，那么预期风险≥10%，而且有相关的危险因素，比如血压、血糖、血脂等控制得差，经过医生评估可能也需服用阿司匹林。

　　因此阿司匹林也被很多人奉为"神药"。阿司匹林是第一个被发现的非甾体类抗炎药，抗炎止痛是阿司匹林最原始的作用之一，可以用于暂时缓解如头痛、牙痛、关节痛、风湿病等轻中度疼痛。同时，阿司匹林也是一种退烧药，感冒发热可以使用阿司匹林泡腾片来缓解症状。

　　再来说说阿司匹林为什么可以预防、治疗缺血性心脑血管疾病。在高血压、高脂血症等危险因素的作用下，血管壁上会长出斑块，如果发生斑块脱落或破裂，身体就会立即启动应急机制，"召集"血小板聚集在此处。

虽然血小板聚集是为了止血，却好心帮倒忙，聚集的血小板和其他物质形成血栓，进而堵塞血管，导致心肌梗死、脑梗死这样的缺血性心脑血管疾病的发生。

小剂量的阿司匹林可以抑制血小板的聚集，所以有风险因素的患者服用阿司匹林，可以预防、治疗心肌梗死、脑梗死等缺血性心脑血管疾病。

当然，药物是用来治病的，即使是所谓的"神药"，也不要随意吃、随意停，一定要经过医生的综合评估后再用药或者停药。

如果吃完阿司匹林后，出现皮下出血、瘀斑，或出现牙龈出血等情况，建议由医生评估情况，然后决定是否需要减少药物剂量或者停药。

另外，在出现皮下出血或瘀斑情况后，将阿司匹林的用药时间改为隔一天一次的做法是不对的。因为阿司匹林的代谢决定了它必须每天服用，才能达到比较有效的血药浓度，起到抗血小板聚集的作用。如果隔一天吃一次，那它的血药浓度就在波动的情况之下，难以起到服药作用。

所以如果出现了出血情况，就去找医生评估一下，不要自己把用药的时间调整为隔一天一次。

如何减少阿司匹林的副作用？

阿司匹林的作用十分广泛，但它的副作用也不少，人们对它又爱又恨。阿司匹林的常见副作用就是胃肠道的刺激、过敏反应、出血，出血包括牙龈出血、皮下出血、消化道出血等。怎么去降低这些副作用呢？下面几点可以供大家参考。

掌握适应证。不是人人都需要吃阿司匹林。有病治病，无病防身的想法是错误的。

掌握好剂量。预防心脑血管疾病，抗血小板聚集，常用剂量是 75 ～ 100 毫克，不要自己随意增加剂量。

选择合适的剂型。如果胃肠道功能不好，建议吃肠溶片。

选择合适的时机去吃。如果患者有幽门螺杆菌感染、胃肠道疾病，就需要先经过治疗，确定没有禁忌以后再吃。

预防性用药。如果有相关性疾病或者高危因素，确实需要吃阿司匹林，但又有像消化道出血之类的不良反应等高危因素，可以预防性地应用一些药物，比如抑酸剂。

随诊。药物吃进去后并不代表患者身体已经无大碍，还要定期复查复诊，检查是否需要减少剂量，或者调整药物。

在这里，我进行药物科普的目的不是让大家吃药，而是让有某些疾病、必须吃药的患者清楚明白药物的吃法，吃得合理、正确。

生活中也有很多人难以分清阿司匹林和阿莫西林，认为这两者是有某种关联的。其实它们是完全不同的两种药。

阿司匹林是非甾体抗炎药，小剂量的应用可以抑制血小板的聚集，广泛用于缺血性心脑血管疾病的治疗。中等剂量的阿司匹林可以解热镇痛。大剂量的阿司匹林可以用于治疗与风湿性相关的疾病。

而阿莫西林是一种抗生素，用于治疗由于敏感细菌引起的肺炎、泌尿系统的感染等。虽然它们都姓"阿"，名字中也都有"林"字，但它们是完全不同的两种药物。

中西联用感冒药，小心药物过量

感冒时很多人都有过中西感冒药联用的经历。比如服用感冒灵、复方感冒灵、VC银翘片这类的中成药，觉得症状减轻不明显，又服用西药，如果这样服药就需要注意药物过量的问题。

其原因是上段提到的中成药都含有对乙酰氨基酚，而西药的抗感冒药的成分也是对乙酰氨基酚，如果恰好吃的这两种感冒药成分相同，可能会造成服用药物过量的后果。而对乙酰氨基酚的过量对肝脏有一定的损伤。

所以如果确实要吃两种感冒药，一定要看药盒上面的成分表。如果含有相同成分，就不要一同服用。

除感冒药外，还有降糖、降压药需注意。比如，中成药降糖药消渴丸、十味降糖颗粒等药物成分中都含有格列本脲。格列本脲是第二代磺酰脲类降糖药，有较强的降糖作用，如果与西药格列本脲或其他降糖西药联用，可能会发生严重的低血糖反应。

再如，脉君安片和珍菊降压片等中成降压药中的西药成分为氢氯噻嗪，所以要注意不要和氢氯噻嗪类的西药联合使用，防止重复用药出现严重的副作用。

因此，中西药联用时，一定要看好成分表。

长期服用二甲双胍，注意维生素 B_{12} 缺乏

二甲双胍作为降糖界的"老大哥"，稳居降糖治疗一线药物行列，被视为 2 型糖尿病患者的降糖治疗基石。二甲双胍能取得如此地位，就不得不提它的各大看家本领。

二甲双胍的降糖效力出类拔萃，可以通过降低肝脏中葡萄糖的生成，减少葡萄糖进入血液的总量，也可以抑制肠道吸收葡萄糖。此外，二甲双胍还是"胰岛素增敏剂"，可以让胰岛素更活跃，工作起来就更有效率。而且二甲双胍对肝肾功能影响不大。除了降糖，二甲双胍在心血管的保护、减轻体重、抗衰老、防癌等方面都有一定的作用。

长期服用二甲双胍需要注意：二甲双胍会影响人体对维生素 B_{12} 的吸收。维生素 B_{12} 是一种水溶性维生素，可从鱼类、肉类、乳制品及强化谷物中获得，其对神经功能、造血功能和 DNA 合成至关重要。

如果长期服用二甲双胍，尤其是服用时间超过 5 年，就

有可能会导致维生素 B_{12} 的缺乏。可以在每年基本查体的基础上增加一个血清维生素 B_{12} 的检查，检测维生素 B_{12} 正常即可，稍微缺乏，就服用一些维生素 B_{12} 药物补充维生素 B_{12}。

冠心病患者如何服用他汀类药物？

　　他汀类药物不仅可以控制血脂，还可以稳定斑块，起到预防动脉硬化、血管狭窄加重，防止心肌梗死的作用。如果心脏做过支架，那么他汀类药物还可以修复血管内皮的一些微小损伤。

　　所以对于有冠心病，并做过心脏支架的患者，如果服用他汀类药物没有明显副作用，则需要长期服用他汀类药物。即使冠心病患者血脂正常，也不建议停用他汀类药物。

　　至于服药时间，洛伐他汀、辛伐他汀、普伐他汀、氟伐他汀等短效药物应在晚间或睡前服用，瑞舒伐他汀、阿托伐他汀类长效药物则在每天任意固定的时间服用。

　　假如血脂正常了，该怎么办呢？如果是联合用药，可以停掉其中一种药物；如果用药剂量较大，可以把剂量减半，监测血脂变化；如果只是基本维持剂量的口服药，则不建议减少剂量。但如果患者确实担心长期服用有副作用，那么可以适当减少剂量，减少后一定要密切监测血脂。

溶栓药可以溶掉未长成的血栓？

有人可能听过，一些心肌梗死、脑梗死患者到达医院后，医生对其使用了某些药物进行溶栓治疗后，血管就被溶开了，最终没有形成大面积的脑梗死。

那么，既然有溶栓治疗，大家是否可以提前服用这种药物呢？比如上半年用一次，下半年用一次，把体内还没有完全长成的潜在血栓提前溶掉？

在回答这个问题之前，首先要明白：所谓的身体里的潜在血栓，指的是动脉粥样硬化斑块。在血管内膜损伤后，胆固醇沉积，然后慢慢就形成了动脉硬化斑块，随着斑块一点一点长大，就造成了血管狭窄。当斑块和内膜完全长在一起时，溶栓药物是无法溶掉血栓的。所以，上半年或下半年用一次这种溶栓药根本没有作用。

那此类药物溶掉的是什么呢？如果我们长的动脉粥样硬化斑块发生破溃，那么此时身体就会启动应急机制，"召集"

血小板在这里聚集后，纤维蛋白原就会形成网，最后也就形成了血栓。

在血栓形成的早期——一般在 3 小时内，最长不超过 6 小时——应用如尿激酶、阿替普酶等溶栓药物，可以溶解一部分刚形成的血栓，达到开通血管、恢复血流的作用。

但是这种治疗仅对这一黄金时间段有效，无法治疗我们想象中的潜在血栓。如果斑块在形成时就很严重，那么若想预防血栓的形成，需服用他汀类药物稳定斑块，以及阿司匹林预防血小板的聚集。

心绞痛，硝酸甘油吃法有"讲究"

当出现胸闷疼痛这种心绞痛症状时，患者可能需服用硝酸甘油缓解胸痛症状。若想缓解心绞痛症状，最佳方法是舌下含服硝酸甘油，也就是将硝酸甘油含于舌头底下。因为舌下有非常丰富的静脉系统，可直接将硝酸甘油吸收入血液，在血液中发挥作用。

含服的姿势也要注意，一定要坐着或者半卧位服药。因为硝酸甘油可以扩张血管。站立位由于血容量下降，患者有可能发生体位性低血压，进而导致摔倒摔伤。

所以患者可以坐着稍微休息，自认为没问题时，缓慢站起，以确保自身安全。

也有些人选择口服硝酸甘油。口服需要经过胃肠道吸收，以及肝脏首关消除等一系列作用，所以口服发挥效果的时间较长，不如含服效果好。

同时也要注意有效期，因为硝酸甘油非常容易失效。没开封的硝酸甘油有效期在 18 ～ 36 个月不等。如果药瓶开封，那这瓶药大概只能保存 3 个月，所以如果过期，要及时换新。

另外有一些患有冠心病的老年朋友会随身携带硝酸甘油，这个药建议不要贴身保存，因为体温过高会加速药物挥发，所以最好把药物放在外兜或者手提包中。

第十五章

用药也有"规矩"

无机钙药和有机钙药哪种更好？

有一个朋友给我打电话，说他去给家人买钙片时，药店的店员向他推荐了一种有机钙，说这种钙片更好。那么钙片还分有机和无机吗？

是的。无机钙就是我们经常见到的碳酸钙，这种钙片的优点是容易购买，购买渠道多，价格相对便宜，而且含钙量高。

那它的缺点是什么呢？对胃肠道有刺激作用，同时它的消化吸收需要依赖胃酸的参与。所以如果我们有胃部疾病，比如慢性萎缩性胃炎，胃酸分泌过少，或者需要长期服用抑酸剂，那么服用无机钙片的效果就差一些。

无机钙在服用时，一般建议随餐服用，或者餐后立即服用，这样消化吸收更好，同时，对胃肠道的刺激也更轻。

那有机钙是什么呢？就是我们不太容易见到的柠檬酸钙、醋酸钙、枸橼酸钙等这一类药物。它的优点是对胃肠道的刺激小，缺点就是价格相对高，含钙量稍少。

如果我们确实需要吃钙片，进行钙剂补充，但同时又有一些胃肠道问题，则可以选择有机钙。对于这类钙片，服用时间不受限制，通常为了方便，随餐或者餐后服用都可。

药盒上保质期有大秘密

不知道你是否注意过这样的药物生产日期，药盒上面只写了 6 个数字：200723，保质期是两年。那么这不是 2007 年生产的吗？是不是早就过期了呢？其实并非如此。

药物的生产日期有两种格式：一种是 6 个数字，另一种是 8 个数字。像上面的例子就是 6 个数字。

其中"20"代表 2020 年，"07"代表的是 7 月，"23"就代表的是 23 日，因此这种药是 2020 年 7 月 23 日生产的，并非 2007 年生产，所以药并没有过期，只是用了简写格式。

另外提醒大家，如果碰到在家放置时间较长的药物，在服用之前一定要看生产日期和有效期，不要吃过期的药物。若是服用了过期药物，不管用是小事，万一出现点其他的反应就有很大的问题。

孩子可以吃退烧药吗？

孩子常用的退烧药主要有两种成分：布洛芬和对乙酰氨基酚。一般有孩子的家庭会常备这两种药的其中一种，至于一次服用多少，药物说明书都写得非常详细，说明书上清楚地写了不同年龄、不同体重的建议剂量。此外，这类药有专门给婴儿服用的滴管状药物。

一般情况下，服用退烧药后30分钟左右就能起效，药效时间能持续6～8小时。那么什么时候可以吃退烧药呢？

医学教材是这样写的：≥2个月的月龄，体温≥38℃或者孩子因发热出现状态不佳，推荐口服退烧药；如果孩子≥2个月的月龄，可以使用对乙酰氨基酚；如果孩子≥6个月的月龄，可以使用对乙酰氨基酚或布洛芬。2个月月龄以下的婴儿、新生儿，如果发热建议第一时间去医院就诊，家长不要擅自给孩子服用退烧药。

可以看出，服用退烧药取决于两个条件：一是体温，腋温≥38.2℃；二是状态，也就是看孩子的精神状态如何。如果孩子腋温为38.5℃，却能吃能喝能玩，那就没必要吃药，家长只需勤测量体温，注意观察即可；如果孩子腋温为38.2℃，状态差，吃不好喝不好，总是哼哼唧唧，则有必要服用退烧药，不必等待特定的温度；如果孩子持续反复发热，或者虽然服药后体温下降，但是孩子一直没精神，则需去医院就诊。

儿童用药更要注意特殊性

儿童是一个特殊群体，处在生长发育过程中，器官发育尚不健全。儿童与成人不仅有体重差异，生理、病理等方面也有诸多不同。因此在儿童药物的使用上要格外慎重，最好在专业医生和药师的指导下使用。

首先明确疾病的诊断。只有明确诊断，才能对症下药，这是药物治疗的前提。

其次是药物的有效性。诊断明确后，选择针对病因或改善主要症状的有效药物，并根据儿童的年龄、体征等因素计算出正确的用药剂量。

再次是药物的安全性。儿童用药除了要求疗效好、见效快外，更重要的是药物的安全性。相对成人而言，儿童对这方面要求非常高，在服用之前一定要看好说明书。

最后是使用药物的依从性。儿童用药依从性比较差，提高儿童用药的依从性至关重要，可以选用颗粒剂、口服液等适合儿童的口味和颜色、用药次数少的药物，来达到提高依从性的目的。

　　另外需要注意，禁止将成人用药减量后给儿童服用，儿童并非"迷你"版的成人。儿童正处于生长发育期，身体各个器官和系统还未发育成熟，孩子的身体对药物的反应和成人的完全不同。所以，即便是同一种病，注意事项及用药规律都是不一样的，不是简单地把药量降低就能解决问题。因此儿童要专门用儿童专用药，千万不能将成人用药减量后给儿童服用。

老年人用药值得警惕

随着年龄的增长，老年人患多病的情况非常常见，多种药物同时服用在老年人的生活中已成常态。那么，老年人在服用药物时，应该关注什么?

遵医嘱用药。老年朋友用药一定要听从医生、药师的指导，按时服药，不要自行停药，自己随意增减药物的剂量。像高血压、糖尿病、冠心病等慢性疾病的治疗药物，只有长期规律服用，将血压、血糖指标控制在正常范围内，才能最大限度地保护自己的身体。

选择适合的服药方法和服药时间。在医生、药师的指导下，结合疾病的昼夜节律、药物的起效时间、药物的持续时间、食物对药物效用的应用等情况，选择适合的服药时间和服药方法。

掌握正确的药物存放方法。药物功效的发挥还会受到温度、湿度、光线、空气、储存时间及微生物等因素的影响。

老年朋友买回家的药要按说明书储存，正确保管，避免药物出现变质失效而影响治疗效果，甚至引发不良反应。

老年人要清楚自己的身体疾病，明白自己服用的药物种类，药物要选择正规厂家生产、合法企业经营的，按时、规律地准备用药，并且定期复查，以便在医生指导下及时调整药物种类、剂量。

第四部分

常见疾病的治疗与急救方式

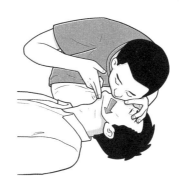

第十六章

肥胖不是病，
却藏匿着危险

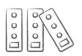

肥胖增加健康风险

根据"身体质量指数（BMI）"可以来判定一个人是体重偏低、体重正常、超重还是肥胖。体质指数公式为：体质指数 = 体重 / 身高的平方，其中体重的单位是千克，身高的单位是米。

BMI 介于 $25 \sim 29.9$ kg/m^2 为超重，BMI 为 30 kg/m^2 或以上为肥胖。

肥胖会增加多种健康问题风险，比如糖尿病、高血压、高胆固醇、心脏疾病（包括心肌梗死）、脑卒中、睡眠呼吸暂停、哮喘、癌症等。

研究显示，肥胖者的寿命短于体重正常者，且死亡风险随患者体重的增加而升高，风险升高的程度取决于肥胖的持续时间，以及患者的其他医学问题。

有医学手段可帮助肥胖者减重吗？有一些药物治疗和手术可帮助减重，但只适用于经饮食和运动干预未能减重的严重肥胖者，而且减重治疗不能代替饮食调整和运动，采取这些治疗的肥胖者也必须改变饮食习惯和活动习惯。

因此，为了身体的健康，控制饮食、适当运动是关键。

预防肥胖该如何做？

预防肥胖主要依靠减重，即便无法减重也可通过以下方式改善健康状况和降低风险。

第一，自我监测体重。定期监测体重变化是预防肥胖的重要措施之一。成年后，体重趋于稳定，总的体重增长最好控制在 5 千克以内。有研究显示将减少体重的 5% ～ 15% 及以上作为体重管理的目标，有利于减少多种肥胖相关疾病的风险。

第二，合理膳食。合理膳食是体重管理的关键，需要以摄入食物多样化和平衡膳食为核心。

健康体重管理及肥胖防控的膳食建议。

1. 保证膳食能量来源和营养素充足。碳水化合物、蛋白质、脂肪比例、微量营养素摄入量保持在合理水平。食不过量，达到能量平衡或负平衡，维持健康体质量。

2. 保持以植物性食物为主的平衡膳食结构。增加全谷物消费，减少精白米面摄入；保证充足蔬菜的摄入，增加深色蔬菜摄入；增加富含优质蛋白质的豆类及豆制品摄入；增加新鲜水果摄入。

3. 优化动物性食物消费结构。增加富含不饱和脂肪酸的水产品类、低脂或脱脂奶类及其制品的摄入。适量摄入蛋类及其制品。

4. 控制油、盐、糖、烟草和酒精等摄入。

第三，运动锻炼。适量的运动锻炼是体重管理的重要部分，应坚持日常运动锻炼，减少久坐时间。

成年人每周应进行 5 ~ 7 次、每次 30 分钟以上的中等强度运动（如慢跑、游泳、骑车等）。

青少年儿童进行适量、规律和多样的身体活动可强健骨骼和肌肉，提高心肺功能、降低肥胖发生率以及减少多种慢性病的发生风险，并有益于精神心理健康。

日常生活中，常有一些不科学的减肥方法。

谣言一，不饿不吃，饿了再吃。这样反而更易肥胖，如果有饥饿感再吃，大脑就会给你发出警告信号，吃饭速度会更快，同时身体也会自行调节，吸收、储存更多能量，防止饥饿。

谣言二，减肥期间不能吃肉。肉 = 脂肪多，这是片面的看法，高质量的动物蛋白质是肉的主要营养成分，特别是瘦肉中的优质蛋白含有人体生长和运作所需的氨基酸，是减脂、增肌期间非常好的营养物质。

谣言三，饮食滴油不沾，饭菜全部水煮。人体有一些必需的脂肪酸需要通过食用油摄取。如亚油酸、植物油中的植物固醇，能稳定血液中胆固醇的水平。相比控油，吃好"食用油"更为关键。

谣言四，任何含有淀粉的食物都不能吃。淀粉类食物膳食纤维很丰富，可促进肠道蠕动，帮助排便，并且天然的淀粉类食物都含有丰富的维生素 B，这个族群是帮助减肥的好帮手。建议选择未经过深加工或细加工的食物，这样才有利于减肥，比如糙米、玉米、芋头、豆类等。肥胖的根本原因还是摄入的总热量太多，消耗太少，所以更应该关心三餐的搭配和总热量的摄入。

谣言五，生理期不长胖。生理期的激素水平变化并不会影响消化系统的吸收能力，人体吃进去的食物如果没有及时消耗，还是会毫不留情地转化成脂肪，使脂肪堆积增加。

谣言六，晚上 6 点以后就不能再吃东西。虽然太晚吃东西对身体确实不好，但是发胖的关键不是什么时间吃什么，而是摄入了多少热量。只要一天摄入的总热量不超标，吃点低热量的食物也是可以的。当然，还是建议大家最好不要吃完就睡觉，要留出足够的消化吸收时间。

谣言七，喝水都胖，是"水"惹的祸？不管是冷水、温水或是开水，它们的能量都是零，无论喝多少，都不可能堆积脂肪和能量。喝水都长胖可能是"水肿"现象，晚上睡觉前摄入了太多的水分，滞留在体内，从而造成体重轻微上升，这种现象一般很快就会消失。

减肥的急迫心情可以理解，但还是要理性分析、正确选择，这样才能少走弯路。

代谢综合征就是"肥胖＋三高"

代谢综合征是一系列病理生理综合征。

代谢综合征患者 2 型糖尿病和冠心病的代谢危险因素（包括腹型肥胖、高血糖、血脂异常和高血压）同时出现，曾被称为 X 综合征、胰岛素抵抗综合征或肥胖血脂异常综合征。

诊断

美国心脏协会对代谢综合征的诊断标准是，身体出现以下 5 项特征中的任何 3 项：

腹型肥胖，男性腰围≥ 102 厘米，女性腰围≥ 88 厘米。

血清甘油三酯≥ 1.7 mmol/L，或使用药物控制升高的甘油三酯。

血清高密度脂蛋白胆固醇（HDL-C）降低，男性＜ 1 mmol/L，女性＜ 1.3 mmol/L，或者使用药物控制。

血压≥ 130/85 mmHg 或使用药物控制血压升高。

空腹血糖（eFPG）≥ 5.6 mmol/L，或使用药物控制血糖升高。

危险因素

代谢综合征的发病率随年龄的增长而增加（20～29岁、60～69岁和70岁及以上年龄段的发病率，分别为6.7%、43.5%和42.0%）。

体重增加是代谢综合征的一个主要危险因素。调查研究显示，5%的正常体重人群、22%的超重人群和60%的肥胖人群都存在代谢综合征。

除了年龄和体重，与代谢综合征风险增加相关的因素包括：绝经、吸烟、高碳水化合物膳食、饮酒、饮用含糖饮料和锻炼不足等。

危害

代谢综合征是发生2型糖尿病、高血压和冠心病的重要危险因素。此外，代谢综合征也和一些肥胖相关性疾病有关，如脂肪性肝病伴肝脂肪变、肝纤维化、肝硬化、肝细胞癌、肝内胆管细胞性肝癌、慢性肾脏病、多囊卵巢综合征、睡眠呼吸暂停综合征、高尿酸血症和痛风等。

治疗与改变生活方式

强调减轻体重和增加体育锻炼，是代谢综合征的一线治疗方法，减轻体重的方法是多方面的，包括膳食、锻炼和可能需要的药物治疗。

高纤维膳食可能对减轻体重有效果，包括水果、蔬菜、全谷类、高纤维、瘦肉蛋白和植物蛋白，减少含糖饮料，以及限制饮酒或不饮酒。

锻炼有利于减轻体重，还可以选择性地消除腹部脂肪。推荐一个可行的、规律的及适度的锻炼方案：每日进行不少于 30 分钟的中等强度的体育锻炼，如健步走。

治疗高血压、戒烟、控制糖尿病患者的血糖及降低血清胆固醇等。

代谢综合征是多数疾病的源头，若想治疗，改变生活方式是关键。

第十七章

高血压已不再是老年疾病

高血压是沉默的疾病

想象一下，生活中什么类型的人最可怕？天天咋咋呼呼，什么都挂在嘴边的"真小人"不可怕，老谋深算、不动声色，能把人卖了还替他数钱的人才可怕。

疾病也一样，症状明显、一发病就难受、让你无法忽略的疾病，也许并不可怕，可怕的是像高血压这种没有症状，让你放松警惕的无形杀手。

高血压的症状并不典型，甚至很多人没有任何症状，但实际上，高血压会在沉默中损伤我们的血管、器官，等到出现症状，比如说血管爆裂脑出血、长期高血压导致的肾病，此时可能已经没有太多的治疗方法了。

我在 ICU 收治过很多年轻的因高血压脑出血、脑梗死、心脏病、肾病等的患者。病患家属很多都会说："平时身体很好，医院都没怎么去过，结果一量血压两百多。"

不痛不痒不代表没有高血压。根据我国统计，18 ～ 44

岁男性的高血压知晓率为 20.8%，治疗率为 12%，控制率为 4.3%，这是什么意思呢？在 18～44 岁这个年龄段的男性中，如果 100 个人有高血压，那么只有 20 人知道自己患有高血压，20 人中只有 12 人会去控制血压，最后只有 4.3 人控制成功，剩下的人只能让高血压慢慢损害自己的身体，等待出现所谓的"症状"。

所以，无论什么年龄，一年总归要量几次血压。有高血压不可怕，可能通过生活方式的改变，控制一段时间后就好了，而且也不是所有的高血压都需要吃药。早发现，通过合理饮食、运动锻炼、减轻体重、戒烟戒酒等生活方式的调整，血压可能会下降。如果发现得晚，自己毫不知情，一旦出现脑出血、主动脉夹层这类问题，是非常要命的。

在日常生活中，一定要注意预防高血压，并常观察自己的血压情况。

为什么会出现高血压？

　　血压是心血管系统里面的压力。心脏和全身的血管组成了一个封闭的、有弹性的管路，心脏的收缩给血液在管路里循环提供了动力，血液循环给管路形成压力，也就是血压。其实这和家中水管的水压道理相同，心脏是水泵，血管是水管。

　　心脏收缩，血液沿着血管向前跑，这时血液对血管的压力就是收缩压，也就是高压。心脏收缩完，便开始舒张，血管会收缩挤压血液向前跑，这时候的压力就是舒张压，也就是低压。所以形成血压的三个条件是：心脏的收缩力度、血管的弹性，以及封闭管路里的血液容量。

　　高血压的诊断是一个全面的评估：第一步确定高血压的诊断，就是要确定高血压的分级；第二步判断高血压的原因，主要是看究竟是原发性因素还是继发性因素；第三步判断心脑血管疾病的风险和靶器官的损伤，有综合的诊断才能够指导治疗。

原发性高血压并没有太明确的原因，遗传因素、生活方式、精神压力等多种因素相互作用，都会导致出现高血压。

原发性高血压的危险因素具体包括：

第一种，遗传因素。父母双方都有高血压，子女得高血压的概率便会高些。

第二种，不良的生活方式，如抽烟、酗酒、熬夜、肥胖等。

第三种，工作、生活压力大，经常紧张焦虑，也容易产生高血压。

第四种，老年人。随着年龄的增加，老年人的血管会发生一些退行性变，在这个过程中会出现血压的增高。

当然，现今由于工作、生活的压力越来越大，高血压已不是老年人的"专利"，越来越多的年轻人的血压也开始高，所以定期量量血压吧。

继发性高血压是可以找到病因的高血压，通过治疗病因即可治愈。比如，肾上腺嗜铬细胞瘤、肾上腺上的肿瘤，会产生引起血压升高的内源性物质，把肿瘤切除血压即可恢复正常。再如，睡眠呼吸暂停综合征，通过对睡眠的调整或者手术，解除睡眠的问题，血压可能也会恢复正常。

一般来说，刚发现高血压时，尤其是年轻人，需要做相关检查，排查继发性因素。如果真的是继发性因素，把这个因素解决后血压可能就会正常。

注意，出现以下情况，就需要注意是继发性高血压的可能：

1. 发病年龄＜30岁且无高血压家族史，或发病年龄＞50岁。

2. 一开始发病就是重度高血压，或坚持服药后控制良好的血压突然难以控制。

3. 难治性高血压，需要使用三种或以上的降压药。

4. 有血压波动大、发作性高血压、视物模糊、水肿、喘憋等非典型症状。

5. 有双上肢血压不对称及血管杂音等非典型体征。

6. 在未服用或服用小剂量利尿剂后出现明显低血钾、蛋白尿、血肌酐升高等异常的实验室检查结果。

结合以上需进一步进行实验室或者影像学检查加以明确。

针对高血压的治疗，首先要做的就是改变生活习惯，合理饮食、运动锻炼、减轻体重、戒烟戒酒等都是改善整个循环系统压力的基础条件。控制你能控制的因素，可能会让你不吃药或者少吃药就能将血压降低。

另外就是降压药物。如果生活习惯改变后，血压仍然很高，就需要药物帮忙。具体选择什么药物，还要根据年龄、血压升高的情况、器官损伤程度等来判断。

我们常见的有五大类降压药，抑制交感活性药物、降低心率药物、抑制心肌收缩力的药物、扩张血管的药物、利尿的药物，这些药物都是针对血压升高的情况。

所以，高血压究竟要不要吃药，还是需要进行各项检查后，才能确定。

如何有效降血压?

　　血压升高或高血压患者都应该调整生活方式，也就是靠非药物治疗。因为并非所有高血压患者都需要药物治疗。

　　调整生活方式无效的高血压患者，才需要使用降压药物进行治疗。对于血压大于 160/100 mmHg 或高于目标血压 20/10 mmHg 的高危人群，需要使用降压药物进行治疗。治疗过程中，如果单独使用一种降压药效果不好，达不到血压控制目的时，可能就需要联用两种甚至三种降压药物。

　　无论是选择哪种降压药，还是考虑与哪种降压药物进行联用，都需要找专业的医生。选择药物时，要选降压机制具有互补性的、不良反应可以相互减轻的降压药物联合。

　　非药物治疗包括以下几种:

　　限盐饮食: 高血压患者适度减少钠的摄入可使血压降低 4.8/2.5 mmHg。

　　DASH 饮食模式: DASH 饮食模式是指增加饮食中的蔬

菜、水果、低脂奶制品、全谷类、家禽肉、鱼肉和坚果的比例，减少糖类、含糖饮料和红肉的比例，这种饮食模式富含钾、镁、钙、蛋白质和纤维，饱和脂肪、总脂肪和胆固醇含量低。研究显示，与含等量钠及热量的典型饮食相比，DASH饮食模式可以使血压下降 6/4 mmHg。DASH 饮食模式与轻度限钠联合有更加有效的降压效果。

补钾：如果没有慢性肾脏疾病，未使用保钾药物，便可通过调整膳食进行补充钾。

减轻体重：肥胖患者通过减轻体重可以使血压明显下降，体重每减轻 1 千克，血压可以下降 0.5 ～ 2 mmHg。

运动：有氧运动可分别使收缩压和舒张压降低 4 ～ 6 mmHg 和 3 mmHg。研究显示，有效运动是中等强度有氧运动，即每周 5 ～ 7 次，每次持续约 30 分钟，持续 12 周。

限制饮酒：每日饮酒 ≥ 2 标准杯的女性和每日饮酒 ≥ 3 标准杯的男性高血压的发病率显著增加，成年女性和男性高血压患者每日饮酒量应分别不超过 1 标准杯和 2 标准杯。

降压药要吃对

高血压本身可能不会有明显的症状，偶尔可能会有头晕、头痛的感觉。但是高血压会造成血管、器官损伤，在器官功能出现问题后才会出现明显的症状，比如高血压肾病、高血压心脏病等。

对于肾脏来说，高血压会对肾脏产生早期损伤，而后造成微量蛋白尿的产生，进而导致肾功能变坏。最严重的后果就是肾衰竭、尿毒症。

高血压对心脏的影响，开始表现为导致心肌肥厚，而后不断发展为心功能不全，也就是心衰。

此外，高血压对血管也有一定的影响。血管靠血压把血液循环到全身各处，如果血压一直较高，那么血管就会承受较大的压力。这就如同塑料水管，如果水压一直升高，水管就坏得快，容易爆裂。

血管也是如此。长期的血压高，导致动脉斑块的形成及动脉硬化，而心脏的冠状动脉血管出问题就是心肌梗死，脑血管出问题就是脑梗死、脑出血，都是很严重的疾病。

在降压药物的应用上，血压的良好控制可以显著降低急性心肌梗死、心功能不全、脑卒中等疾病的发病率。

那么什么时候开始吃降压药呢？根据《WHO 成人高血压药物治疗指南》的推荐，以下情况需要开始使用降压药：

1. 确诊高血压且收缩压 ≥ 140 mmHg 或舒张压 ≥ 90 mmHg。

2. 已有心脑血管疾病且收缩压在 130 ～ 139 mmHg。

3. 无心脑血管疾病，但具有高风险或糖尿病或慢性肾病，收缩压在 130 ～ 139 mmHg 的人。

4. 对明确诊断出高血压的患者来说，应在确诊后 4 周内开始降压治疗。如果血压水平过高或伴有靶器官损伤，应立即开始治疗。

在高血压药物治疗开始时或开始后，进行心血管风险评估。

明确需要服用降压药后，该如何选择降压药物呢？

需要药物治疗的成年高血压患者，推荐使用这三类药物中的一类作为初始治疗，即噻嗪类降压药物、ACEI/ARB、长效二氢吡啶类钙通道阻滞剂（CCB）。

建议首选长效降压药。

考虑特定药物的适应证，如 65 岁以上使用利尿剂或

CCB，缺血性心脏病患者使用 β-受体阻断剂，严重蛋白尿、糖尿病、心力衰竭或肾病患者使用 ACEI/ARB。

对于需要药物治疗的成年高血压患者，建议采用联合治疗方式，优选单片复合制剂治疗（以提高依从性和持久性）作为初始治疗。

联合治疗中使用的降压药物应从这三类药物中选择——利尿剂（噻嗪类）、ACEI/ARB、CCB。

单片复合制剂治疗提高了服药依从性和持久性，以及血压控制。

三类降压治疗联合用药的依从性以及持久性、改善血压控制和潜在改善临床结局的预期效应，超过了副作用等不良效应，在单片复合制剂中表现最为明显。

降压药物什么时间吃最好？一般来说，我们的血压在上午 9—11 点，下午 4—6 点是最高的。所以，如果口服的是多次服用的短效降压药物，一般推荐早晨 6—7 点和下午 3—4 点分次服用。

如果是长效降压药物，比如一天服用一次的药物，则在清晨起床后服用即可。

如何判断自己吃的降压药是长效的还是短效的呢？说明书上这么多字，半衰期是多少，大部分人都看不懂。这里有一个简单的判断方法：直接看用法用量即可。一般写着"推荐 ×× 剂量，每天服用 2～3 次"，就是短效降压药物，如果写着"推荐××剂量，每天服用 1 次"的话，就是长效降压药物。

现在更推荐服用长效降压药物，这样在治疗高血压的整个过程中血压控制得会更好，吃药的依从性也会更好。

在这里需说明，血压要控制在以下范围，才是正常的：

1. 所有无合并症的高血压患者，目标血压< 140/90 mmHg。

2. 高血压伴有已知心脑血管疾病的患者的目标收缩压< 130 mmHg。

3. 高血压高危患者（心脑血管疾病高危、糖尿病、慢性肾脏病）的目标收缩压< 130 mmHg。

此外，高血压的七大用药误区也需要注意，这些错误不能犯。

误区一：凭感觉估计血压高低

血压需测量而并非感觉，没有不适感，并不能说明血压不高，也不等于没有危害。大部分高血压患者没有症状，一旦出现脑梗死、脑出血、心脏病等"感觉"时，已经晚了。

误区二：年轻不能过早服降压药

很多年轻的高血压患者不愿意服药，担心身体会对降压药产生"耐药性"，用得太早会导致以后用药无效，这是非常错误且十分危险的观念。降压药不是抗生素，身体不会对其产生"耐药性"。降压药需要加量或者联用时，并非身体耐药，而是危险因素控制不佳，血压比原来更高。

血压控制得越早，越可以有效地预防对心、脑、肾的损害。高血压可能要吃一辈子降压药，但如果不吃，可能没有一辈子。我在 ICU 常看到年轻的高血压患者，出现脑出血、主动脉夹层、高血压心脏病、高血压肾病等这些疾病。

误区三：降压药伤肝伤肾

对器官有损伤的是高血压，不是降压药。所有降压药物都有副作用，但降压药的副作用远小于高血压对身体的损害，并非每位患者在用药后都会产生不良反应，有些服用了数十年降压药，还在世的人到处都是。

误区四："开始不能用"好药""

没有所谓的"好药"，只有最合适的药。优先选择长效降压药物，一天服用一次，可以有效控制全天血压。普利类、沙坦类、地平类、洛尔类、利尿剂等类型的降压药都有自己的优缺点，可以请医生帮忙选择适合自己的降压药，不要根据他人服用的药物来确定自己是否服用某类降压药物。而且降压药的价格在国家集采后，都有所下降。

误区五：血压恢复正常后，隔天吃一次降压药

目前的长效降压药物，也基本是一天服用一次。隔一天服用一次的服药法，会导致血药浓度忽高忽低，造成血压的大幅波动，加剧器官损伤。如果血压控制平稳，则需要调整药物剂量，这时一定要请医生帮忙。

误区六：血压控制不好，增加降压药剂量

一味地增加一类降压药物的剂量，可能会使身体对这类降压药物产生更多的不良反应。如果口服同一种降压药物，血压控制得不好，我们往往会选择联用第二种，这样可以利用药物之间的协同作用，减少不良反应的发生，甚至可以控制一些药物的不良反应。

误区七：服药后万事大吉，不进行定期复查

绝大多数高血压患者需要改变生活习惯，并终身服药、定期检查。即使改变了生活习惯，也不能因为服用降压药就不再检查。定期复查的目的是评价降压药疗效，监测器官功能。如果服用的药不达标，也等于白白服用。

顺便再讲一下，以下几种情况是可以停用降压药物的：

1.出现了低血压，有头晕、晕厥一类的情况发生。

2.通过生活方式的改变，血压已经正常。

3.患上脑梗死、心肌梗死类疾病后血压降低。

4.继发性的高血压，如嗜铬细胞瘤、原发性醛固酮增多症、睡眠呼吸暂停综合征等原发性疾病得到治疗，血压已正常。

注意：停药以后也要非常密切地去监测血压。

高血压患者运动需注意六点

高血压患者在运动时，需要注意以下六点：

第一，注意气候变化。冬季注意防寒保暖，夏季注意防暑，季节交替时期注意及时增减衣物。

第二，做好运动的准备活动和放松活动。无论做哪一种运动，都要做好运动前的热身和运动后的放松。

第三，循序渐进，持之以恒。每次运动的运动量要适度，以稍觉疲劳为度，坚持一段时间以后再逐步增加。

第四，运动频率要合适。一天的运动时间控制在 $30 \sim 60$ 分钟，每周 $3 \sim 7$ 次，运动强度最好是停止运动后 $3 \sim 5$ 分钟心率可以恢复到正常状态。

第五，药物与运动相结合。最低药物剂量、最合适的运动强度，相辅相成。

第六，运动方案的确定最好能够征询医生的意见。

另外，还需要遵循三个原则：

第一，运动要以有氧运动为主。宜选择全身性、有节奏、易放松的运动项目，比如说太极拳、慢跑、游泳等运动。

第二，运动频率要根据个人适应性决定。每周 3～7 次，不要一开始就追求太大强度，要循序渐进，持之以恒。

第三，制订方案。血压波动大的高血压患者、严重并发症的高血压患者，以及在运动中出现严重不适的高血压患者，要先请医生进行评估，确定血压控制方案及运动方案。

日常低血压怎么"救治"

前面讲了高血压、降压药等知识。那么低血压该怎么办呢？低血压分为两种情况：一种是生理性的，另一种是病理性的。

生理性：除了血压低以外没有其他任何的不舒服，血压80/50 mmHg，90/60 mmHg，能正常吃饭工作。这种情况不需要进行特别的处理，健康饮食、运动锻炼即可。

病理性：顾名思义就是疾病导致的低血压，常有头晕、头痛、眼前发黑、四肢无力、脉搏细弱，甚至晕倒等症状。能够使身体出现低血压的情况有很多，比如大量的失血、心脏疾病等，此时要立即拨打120急救电话，躺下休息，也可以适当地垫高腿部，注意反应、呼吸等情况。

如果有明确的外伤出血，就需要进行压迫止血；如果有剧烈腹泻、长时间未进食进水等情况，那么在神志清醒的前提下可以适当经口补充些液体；如果出现无反应、无呼吸，提示心跳骤停的情况，请立即开始心肺复苏。

还有一种是体位性低血压，也就是突然站立眼前发黑。出现这种情况，应立即停止动作、蹲下、坐下或靠在旁边，避免摔倒。这种情况一般很快就会自行缓解。注意，在改变体位时多注意，要慢一些。

还有一种情况是在吃降压药后出现了血压低，这时就需要带着药物、血压测量记录，去找心内科医生调整药物的剂量，不建议自行加药或者减药。

年轻人可能也需要降压药

有一位朋友告诉我，前段时间他血压高，已经开始吃降压药了，怎么回事呢？在家量血压，151/101 mmHg！

其实，只测量过一次高血压，当然不能算是真正的高血压。只有非同日 3 次测量，收缩压 ≥ 140 mmHg 或舒张压 ≥ 90 mmHg，才算是高血压。当测量几天后，基本收缩压在 130 ～ 140 mmHg，舒张压在 100 mmHg，高血压的诊断才基本明确。

确诊为高血压后，尤其是年轻人，要排除继发性高血压。再次进行检查后排除肾脏疾病、肾动脉狭窄、肾上腺嗜铬细胞瘤等的继发因素，就可以确诊是原发性高血压。

舒张压升高更明显，符合青年高血压的特点，年轻人交感神经活性高，外周血管阻力大。

除了这些，青年人高血压还有几个特点：多数没有明显症状；多数为轻度高血压；舒张压升高较为常见；超重、肥胖及合并代谢异常的患者比例高；家庭血压监测比例低；治疗依从性差，血压控制率低。

18～40岁男性，高血压的知晓率为20%，治疗率为12%，控制率为4%，这是一个非常低的数据。

那么高血压该怎么办呢？

生活习惯改变是第一位。限盐，增加新鲜水果、蔬菜和豆类的摄入，减少饱和脂肪和胆固醇的摄入；控制体重；进行有氧运动，快走或者慢跑，每日运动30分钟以上，每周5～7次；减轻精神和心理压力，当然，这一条是比较难的。毕竟绝大多数人上有老下有小，工作加班，一直都有精神压力。

后来，朋友和我说，他确实需要吃降压药。因为几天的测量平均舒张压超过了100 mmHg，是2级高血压。

对于青年人来说，2级高血压，心率大于80次/分钟，需优选 β – 受体阻滞剂。最后，提醒一下同龄的人们，空闲时测量血压、血糖血脂和血尿酸非常重要！

降压药一吃就是一辈子？

有朋友说："年纪轻轻，降压药不能随便吃，一吃就吃一辈子。"我们来聊一聊这个观点。先说降压药是否需要吃，再说降压药是否需要一直吃。

作为医生，我的血压确实高，测量 5 天后，舒张压的平均值超过了 100 mmHg，确实达到了吃降压药的标准，那么我就需要吃降压药。

虽然如此，但值得庆幸的是，我发现得比较早，没有让高血压过多地损坏我的身体。其实，我并非由于出现高血压、心脏病、高血压脑出血等严重疾病才发现我患有高血压。在日常生活中，我一直通过改变生活习惯、药物治疗，来控制血压，以保护我的心脏、血管等各个器官。

前面说到我在吃降压药，那么降压药要吃多长时间？

有不少患者需要长期，甚至终身服药，才能维持血压达标，但也有人可能不需要一辈子吃药。其实通过改变生活习惯、限盐、饮食结构调整、戒烟戒酒、控制体重、进行有氧运动及精神心理压力的调整后，血压就能恢复到正常值。因此，只要坚持这些习惯，说不定停药以后血压也能正常，那就可以不用终身服药。但要注意的是，这些生活习惯需要一直坚持。

因此，尽量过规律的生活，正常吃药，时常监测即可稳住血压。

左右手臂血压不同哪边才准确？

两只胳膊测量的血压结果不同，左右手的收缩压也就是高压相差近 20 mmHg，哪边正确？会有什么问题吗？

一般来说，出于血管生理解剖的原因，左侧上臂和右侧上臂的血压数值有一定差异，但一般不会超过 10 mmHg。一开始发现血压高，应该同时测量左侧和右侧，确认哪一侧血压高后，以后的测量也以较高的一侧为准。

那么，两边血压差值大，有问题吗？

无论是否患有高血压，如果两侧血压测量数值差值过大，超过 10 mmHg 尤其是超过 20 mmHg，就有可能患有某些疾病。

年轻人左右手臂的血压不一样，可能是由先天畸形、多发性大动脉炎导致的；中老年人左右手臂血压不一样，可能是因为动脉粥样硬化导致的血管狭窄而出现的。但如果有严重的胸痛，左右手臂的血压差得特别大，就要考虑主动脉夹层，这是很严重的疾病。

那么差值大怎么办呢？这时需要查颈动脉彩超、肾动脉彩超，甚至其他检查来明确其原因。

综上所述，两臂血压不一样时，以高的为准，差值大的时候要去查明原因。

第十八章

幽门螺杆菌，
小病也要重视

如何检测幽门螺杆菌?

　　幽门螺杆菌生长在胃里,主要引起一些胃肠道的疾病,比如打嗝,嘴里有难闻的气味,饭量也比之前明显减少,饭后明显感觉消化困难、腹胀。

　　如果你有这些症状,那极有可能感染了幽门螺杆菌。这时你可以去医院挂号,做一个吹气试验。如果结果显示幽门螺杆菌阳性,则被判定为感染。

　　医院的 C13 呼气试验很简单:先拿一个小袋子,向里吹一小袋气,然后喝下酸味试剂,半小时后,再向另外一个袋子吹气,最后再对两袋气体的二氧化碳和氨的剂量进行检查,查看是否有幽门螺杆菌的感染现象。

　　目前幽门螺杆菌感染检测最常用的方法就是 C13 和 C14 呼气试验,操作比较方便,敏感性和特异性也都不错。

　　C14 呼气试验稍微有些放射性,所以不推荐孕妇或者孩子做 C14 呼气试验。C13 呼气试验是所有人都可以做的。在做检测前一个月之内，要停用抗生素、质子泵抑制剂等一类药物。

另外，还有一些粪便抗原检测，以及胃镜下的活检和快速尿素酶试验等的检测方法。可以根据每个人不同的情况，选择不一样的方法。

唾液会传染幽门螺杆菌吗？

有朋友问：家人感染了幽门螺杆菌，为什么他却没有？

很多人都知道，口口传播是幽门螺杆菌的一个可能传播途径，但是有传播途径不一定意味着感染。如果将幽门螺杆菌比作敌人，那么口腔中的幽门螺杆菌只不过是前哨部队，主力部队还在胃里。

所以，平时生活中的唾液交换，只是派一小部分敌人到达我们正常的胃里，如果我们的胃本身情况比较好，小部分敌人进来以后，就会被消灭掉，不会造成感染。因此，身体比较健康的成年人不是幽门螺杆菌的易感人群，平时的亲吻动作、和感染幽门螺杆菌的人共同进餐，造成感染的概率并不是很大。

但是小孩子却不同。小孩子的胃部情况并没有发育完善，属于易感人群。唾液交换带来的小部分幽门螺杆菌敌人，足以占领小孩子的胃并在其中繁衍，造成幽门螺杆菌的感染。

因此，孩子更应该注意预防幽门螺杆菌的感染。

14 岁以下儿童感染幽门螺杆菌

《第五次全国幽门螺杆菌感染处理共识报告》及其他的国内外指南中提到，不推荐对 14 岁以下的儿童进行常规的幽门螺杆菌检测。

虽然和成人相比，儿童感染幽门螺杆菌后，引起消化道溃疡、胃癌等疾病的风险比较低，但是，儿童感染幽门螺杆菌后进行根除治疗的不良反应更大，抗生素的选择面较窄，另外对儿童进行 14 天的规律口服用药难度也较大。同时，儿童感染幽门螺杆菌后，也有一定的可能性会进行自我清除。

但也有一些特殊的儿童需要进行幽门螺杆菌的检测和治疗。

第一种情况是，反复出现消化道症状，如腹痛、恶心、呕吐、反酸、嗳气等；第二种情况是，已经证实患有胃十二指肠的溃疡，或者慢性胃炎之类的疾病；第三种情况是，存在无法解释的缺铁性贫血，或者父母患有胃癌；第四种情况是，小孩儿因为一些基础问题，可能需要长期服用某些药物，而这些药物又具有比较明显的胃肠道刺激。

以上几种情况的儿童，如果同时存在感染的风险，建议进行相关的检测和根除治疗。

另外，如果自己感染了幽门螺杆菌，并且家里有小孩子，那么对小孩子进行保护也很重要。下面给大家分享一下我在感染幽门螺杆菌后，是如何保护小孩子的。

第一，保持个人卫生习惯，保证洗手方法的正确。我们一直都在慢慢培养孩子这一点，现在也一直在这样做。

第二，分餐。孩子和父母所有的碗、盘、筷子等餐具都分开。我不会用我的碗筷给他们盛饭、夹菜，其他人也一样，自己使用自己的餐具。

第三，生活中尽量避免直接亲吻孩子的脸部。

当然我在发现自己感染幽门螺杆菌后，就及时做了根除治疗。在生活中，我也不断地去调整自己的生活方式，尽量去保护孩子。

我的治疗经验分享

幽门螺杆菌感染后可以被治愈吗？可以。

在确定有幽门螺杆菌感染后，消化科的同事结合我的消化道症状，建议我先做一个胃镜检查，胃镜检查的结果也证实我确实存在十二指肠溃疡。

消化道溃疡是幽门螺杆菌感染根除治疗的强烈推荐指征，所以他们建议我进行四联药物的根除治疗。四联药物是指一个抑酸剂、两个抗生素和一个胃黏膜保护剂。

这里有一个小意见，大家一定要去当地医院的消化内科就诊，然后获得治疗方案。因为每个地域的幽门螺杆菌耐药情况不一样，所以在抗生素的选择上是有差别的。我的治疗方案是服用奥美拉唑、阿莫西林、克拉霉素和胶体果胶铋，进行 14 天的规律口服治疗后，就达到了根除治疗的效果。

治好后会再感染吗？幽门螺杆菌成功根除治疗以后 5 年再感染的概率不足 5%。

在这里我来讲一讲关于幽门螺杆菌治疗的三大谣言。

谣言一：蜂蜜能杀死幽门螺杆菌

蜂蜜具有很高的渗透压，在这种高渗透压的液体中，细菌菌体会因为无法保持其固有的水分，从而凋亡。但这并不代表蜂蜜具有杀菌作用，更不代表蜂蜜水具有杀菌作用。对于感染幽门螺杆菌的朋友，特别是还有胃酸分泌过多、出现胃部不适症状的朋友，喝蜂蜜水或者纯蜂蜜，非但不能杀死幽门螺杆菌，反而因为过高的糖分摄入，导致进一步刺激胃酸分泌，出现胃部更加不适的情况。

谣言二：吃大蒜可以消灭幽门螺杆菌

之所以会有吃大蒜就能消灭幽门螺杆菌的说法，是因为大蒜中含有一种特殊的物质，这种物质能够杀死细菌。但是大家忽略了量的问题，只有足够的量，才可能有效果，靠吃生蒜来消灭幽门螺杆菌基本上不太可能。

谣言三：牙膏可以去除幽门螺杆菌

彻底杀死幽门螺杆菌需要几种药物联合使用，通过向牙膏添加某些成分去除幽门螺杆菌是不可能的。用普通牙膏刷牙只能起到清除口腔细菌、减少炎症的作用，目前并没有证据表明，某种牙膏能彻底杀灭口腔幽门螺杆菌。而且幽门螺杆菌主要存在于胃中，口腔存在的不过是少数，单独进行口腔杀菌意义不大。

消化道溃疡那些事儿

作为一名十二指肠溃疡患者，同时作为一名专业医生，这一篇我准备以患者的身份，从专业医生的角度去分析消化道溃疡的那些事。

消化道溃疡指胃、十二指肠内腔面形成的黏膜缺损，厚度一般超出黏膜肌层，主要与两种因素有关：幽门螺杆菌感染和非甾体类抗炎药的使用，发病率随年龄的增长而增加。

幽门螺杆菌可引起一系列胃病，幽门螺杆菌感染患者的溃疡发病率是无幽门螺杆菌感染患者的 6～10 倍。非甾体类抗炎药（包括阿司匹林）可增加消化道溃疡的风险，低剂量阿司匹林的应用，已成为症状性溃疡和胃肠道疾病的重要原因，较大剂量的阿司匹林（75～300 毫克／天）可以使上消化道溃疡和下消化道出血风险增至 2～3 倍。非甾体类抗炎药的使用剂量、治疗持续时间、高龄患者（通常＞75 岁）、共存疾病（尤其是心血管疾病）、既往溃疡病史等风险因素都会增加药物导致溃疡的发生率。

非甾体类抗炎药或低剂量阿司匹林与幽门螺杆菌有协同作用，幽门螺杆菌感染患者服用这类药物后，溃疡发病率会进一步升高，因此，首次使用非甾体类抗炎药或低剂量阿司匹林治疗前应该检测是否感染幽门螺杆菌。

大约有 70% 的消化道溃疡是无症状的，此类患者可能因溃疡后期导致相关并发症而就诊，多见于年龄较大的患者和接受非甾体类抗炎药治疗的患者。

上腹部不适或上腹痛是消化道溃疡患者常见的症状。上腹部不适偶尔位于右上或左上季肋部，上腹部疼痛呈周期性、规律性，十二指肠溃疡所致疼痛通常发生在餐后 2～5 小时（饥饿痛），胃溃疡所致疼痛通常在进食后 1 小时出现（餐后痛）。

消化道溃疡患者可因胃十二指肠动力障碍，而出现食物刺激性症状。症状包括随进食食物而加重的腹痛、嗳气和腹胀感，高脂肪食物不耐受，恶心及呕吐等。

消化道溃疡并发症。出现新的溃疡症状或原有症状发生改变可能预示将发生并发症，并发症也可能在没有典型症状的情况下发生。

第一种情况，出血。消化道溃疡引起出血的患者，可能会出现恶心、呕血（呕吐红色血液或咖啡渣样物）或黑便（黑色的柏油便），出血量大还可能出现便血（大便中有红色或褐红色血液）和失血性休克表现（低血压等）。

第二种情况，**胃出口梗阻**。位于幽门管或十二指肠的溃疡，可能会引起胃出口梗阻，导致胃潴留。其症状包括腹胀、消化不良、厌食、恶心、呕吐、餐后不久出现上腹痛、体重减轻等。

第三种情况，**穿透性溃疡和瘘形成**。消化道溃疡的发展可能会穿透肠壁，穿透性溃疡患者常表现为症状改变、疼痛加剧、持续时间更长，可能是逐渐发展也可能是突发。胃结肠瘘或十二指肠结肠瘘（瘘是相邻器官之间相通的管道）表现为口臭、粪性呕吐、餐后腹泻、消化不良及体重减轻等。

第四种情况，**穿孔**。消化道溃疡患者突然发生严重弥漫性腹痛，应怀疑溃疡穿孔，2% ～ 10% 的消化道溃疡患者会并发溃疡穿孔，胃窦溃疡和胃体溃疡引起的穿孔分别占 20% 和 20%，其次是十二指肠球部溃疡导致的穿孔。

有消化不良的患者，尤其是在应用非甾体抗炎药或有幽门螺杆菌感染史的患者，应疑诊消化道溃疡，上消化道内镜检查直接观察到溃疡可确诊为消化道溃疡。

上消化道内镜检查（胃镜）发现良性的胃和十二指肠溃疡具有光滑的、规则的、圆形的边缘，溃疡底部平坦而光滑且常充满渗出物，胃镜检查是消化道溃疡最准确的诊断性检查。

如果消化道内镜检查发现有溃烂肿块突入胃十二指肠腔

内，溃疡周围皱襞呈结节状、棒状、融合性或溃疡边缘中断，溃疡边缘突出、不规则或增厚等特征，应该考虑是恶性溃疡可能，尽快进行活检。

治疗分为根除幽门螺杆菌、消除致病因素或促发因素、抑酸治疗等。

根除幽门螺杆菌。有幽门螺杆菌感染的消化道溃疡患者均应接受根除治疗（通过口服药物），接受根除幽门螺杆菌治疗的患者均应在治疗完成后4周或4周后确认感染是否根除，消化道溃疡患者中根除幽门螺杆菌治疗能使十二指肠和胃溃疡的治愈率更高。

消除致病因素或促发因素。消化道溃疡患者避免使用非甾体类抗炎药，明确和治疗疾病的诱发因素（治疗共存疾病、营养不良、缺血等），消化道溃疡患者应避免摄入会引起消化不良症状的食物，消化道溃疡患者应停止吸烟，限制饮酒。

抑酸治疗。抑酸治疗的目的是促进溃疡愈合。幽门螺杆菌阳性且没有并发症的十二指肠溃疡患者，需要给予14日的质子泵抑制剂联合幽门螺杆菌抗生素治疗，治疗后没有症状则不需要额外的抑酸治疗。幽门螺杆菌有并发症的十二指肠溃疡患者，建议进行4～8周的抑酸治疗。胃溃疡患者建议8～12周的抑酸治疗，并且要在上消化道内镜确认溃疡愈合后，才停止抑酸治疗。非甾体抗炎药相关溃疡患者，应使用质子泵抑酸剂治疗至少8周。需要继续使用非甾体抗炎药或阿司匹林的消化道溃疡患者，应该使用质子泵抑酸剂维持抑酸治疗，降低发生溃疡并发症或溃疡复发的风险。幽门螺杆菌阴性且与非甾体抗炎药使用无关的溃疡患者，根据溃疡部位（胃或十二指肠）和有无并发症，使用质子泵抑酸剂治疗4～8周。

约60%的消化道溃疡能够自发愈合，根除幽门螺杆菌感染后，溃疡愈合率超过90%，使用质子泵抑制剂治疗的患者有5%～30%的消化道溃疡在第一年内复发，5%～10%的溃疡对质子泵抑制剂的抑酸治疗反应不佳，慢性消化道溃疡患者的并发症发生风险为2%～3%。

第十九章

鼻炎、鼻窦炎患者的"福音"，鼻腔冲洗

鼻炎、鼻窦炎剪不断，理还乱

鼻炎和鼻窦炎经常一起出现，两者是分不开的，但是实际上这并不是一种病。

鼻炎是鼻黏膜的炎症，是由病毒、细菌或者过敏原引起的。鼻窦是鼻腔周围骨头中的空腔，有 4 对共 8 个，分别是额窦、筛窦、蝶窦和上颌窦，每个鼻窦都在鼻腔里面有一个开口，鼻窦中的分泌物都会通过这些开口流到鼻腔，然后再排出。

鼻窦炎就是鼻窦中黏膜的炎症。30% 的急性鼻窦炎和 80% 的慢性鼻窦炎都与过敏性鼻炎有关。鼻窦炎最常见的症状包括鼻塞、浓鼻涕和鼻涕倒流引发的咳嗽，以及因为我们的嗅觉细胞破坏导致的味觉的减退，甚至消失。

如果症状更为严重，鼻窦里面有积脓，就会引起相应位置的疼痛。比如额窦、上颌窦。这些位置的疼痛一般是胀痛，还会有全身症状，比如精神不振、乏力，甚至记忆力减退等。

我因鼻窦炎做过手术，在手术前就出现了上述这些非常严重的症状，记忆力差，头整日昏昏沉沉。如果你也出现了这些症状，就要考虑是鼻窦炎的问题，需要去医院就诊。

鼻腔冲洗这样操作

鼻腔冲洗适用于鼻炎和鼻窦炎，如果有相关症状，可以试试鼻腔冲洗，效果尚佳。

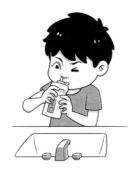

在冲洗过程中，生理盐水可以把鼻腔内的过敏原、分泌物、炎性因子等都冲洗掉，继而保持鼻腔内部清洁。鼻炎和鼻窦炎都是鼻腔和鼻窦黏膜里的炎症，冲洗的过程可以使整个鼻腔里面的环境更清洁，改善鼻炎和鼻窦炎的一些症状。

如果症状较重，并且正在使用局部的鼻喷激素类药物，冲洗过后再使用这些药物，可能会减少使用药的剂量。

所以鼻腔冲洗是经济实用，没有较多副作用的方法。但如果中耳炎或者鼻塞非常严重，甚至出现已经不能通气的情况，那这时候是不能进行鼻腔冲洗的。

什么样的东西适合做冲洗液呢？

可以选择生理盐水冲洗，也可以选择洗鼻盐。如果用洗鼻盐需要自己配冲洗液，建议把水烧开晾凉后使用，这样相对干净。

另外，一定要按照洗鼻盐说明书的浓度进行配制，若浓度不合适，冲洗不仅无法达到效果，还可能会呛得更厉害，甚至加重鼻黏膜细胞的肿胀程度，使症状变得更重。

至于水温，建议使用接近我们体温的温水。太凉和太热都会让人体感到不适。

还有一点，冲洗壶每次冲洗完后清理干净，而后自然晾干，放在清洁干燥的环境中保存。如果环境潮湿，将容易滋生细菌。

冲洗力度一定要适中、轻柔，不要过于暴力，因为鼻腔和很多地方都是相连通的，压力大会引发中耳炎。

那么，鼻腔冲洗器该如何使用呢？很简单，只是开始时力度小一些，试几次即可学会。

无论是应对鼻炎还是鼻窦炎，除了上述冲洗鼻腔的方法，还有一个小妙招——运动。增强体质，舒缓心情，效果更好。

父母如何给孩子进行鼻腔冲洗?

有人问,小朋友的鼻腔冲洗怎么冲?

以 10 毫升的 0.9% 的氯化钠注射液为例。先将注射液放到热水里加温,无须太热,和体温差不多即可。选择儿童用的鼻腔冲洗器,把温好的水加到里面,将冲洗器放在鼻孔下,先选择最小挡位。

刚开始冲洗,小朋友可能会抗拒,可以让他们拿着冲洗器玩几次,循序渐进,冲洗一侧结束后换对侧冲洗,冲出的水会从冲洗侧鼻孔和对侧鼻孔流出。

附录 打120要怎么说?

有人会想,打120这么简单的事情还需要来说吗?但往往在紧急情况下,会出现表达不清楚的情形,不仅耽误时间,还延误病情。所以,在紧急情况下打120,可以这样做:

第一步,先打电话还是先救人?我建议最好在施救的同时请求周边人帮忙拨打120急救电话。如果情况紧急,比如有心跳骤停、溺水、触电、异物卡喉、气道梗阻等情况发生,要先展开急救,再拨打120急救电话。

第二步,告诉接线员有人需要急救。在拨打120急救电话时,地址、简要病情、患者的相关信息是最重要的。在危急关头,慌张、恐惧在所难免,不过要尽量保持镇静,讲话做到清晰、简练。下面这几点需要注意:

一是正确表述地址。要描述清楚所在地的区(县)、街道、小区、楼号及门牌号,比如:"我在××大街××小区××号楼××单元××房号,麻烦快点派车过来!"如果是外部环境，最好将周边明显的建筑物，如加油站、地铁、商场等信息告知接线员。

二是简要描述病情。向接线员描述清楚患者最典型的发病表现，既往病史及患者的姓名、性别、年龄等个人信息。

将自己的联系方式、备用联系方式准确无误地告知接线员，并告诉接线员你需要得到什么样的信息。

第三步，当接线员告诉你可以挂断电话后，再挂断电话。务必等120接线员询问完相关信息，挂断电话后你再挂机。

在等待急救车到来期间，我们还可以做这些：

确保联系畅通。如果周围人较多，可指定一人接应救护车并为急救人员指路。

提前做好搬运准备。等待期间应先与周围邻居、物业沟通好，解决阻碍通行的问题。

随时关注患者病情。观察患者意识反应和呼吸情况，一旦出现无反应、无呼吸，提示心跳骤停时，需要立即进行心肺复苏。如果我们没有接受过正规的心肺复苏培训，可以在接线员的电话指导下进行心肺复苏。

积极配合急救人员。急救人员到达现场后，通常会进行简单的处理和量血压、测脉搏等一系列检查，要积极配合急救人员。